临床儿科诊疗实践

倪建民 著

汕頭大學出版社

图书在版编目(CIP)数据

临床儿科诊疗实践 / 倪建民著. -- 汕头 ： 汕头大
学出版社，2021.1

ISBN 978-7-5658-4225-2

Ⅰ．①临… Ⅱ．①倪… Ⅲ．①小儿疾病－诊疗 Ⅳ.
①R72

中国版本图书馆CIP数据核字(2020)第261259号

临床儿科诊疗实践

LINCHUANG ERKE ZHENLIAO SHIJIAN

作　　者: 倪建民

责任编辑: 胡开祥

责任技编: 黄东生

封面设计: 钟晓图

出版发行: 汕头大学出版社

　　　　　广东省汕头市大学路 243 号汕头大学校园内　邮政编码: 515063

电　　话: 0754-82904613

印　　刷: 廊坊市海涛印刷有限公司

开　　本: 710 mm×1000 mm　1/16

印　　张: 8.25

字　　数: 150 千字

版　　次: 2021 年 1 月第 1 版

印　　次: 2025 年 1 月第 1 次印刷

定　　价: 58.00 元

ISBN 978-7-5658-4225-2

前 言

儿童是祖国的未来，儿科医生是儿童的保护神，我们的工作直接关系到儿童的健康成长。精湛的医术、缜密的思维是做好儿科工作的必备条件，而扎实的基本功、丰富的知识储备则是通向成功的阶梯。为了使年轻医师能够为儿童，提供更高质量的服务，笔者总结了多年的临床经验，参阅了国内外最新、最权威的文献资料，特撰写了这本《临床儿科诊疗实践》。

本书共五章，前两章简要介绍了儿科学概述、儿童生长发育的相关知识；第三章讲各年龄期儿童保健的重点和措施；第四章讲儿科疾病诊治原则；第五章详细论述了儿童营养问题和营养障碍相关的疾病。本书内容简洁，实用性强，适合儿科医师在临床工作中参考。

由于我们的知识水平有限，加之时间仓促，书中不足之处在所难免，敬请广大读者及同仁批评指正。

作 者

2020 年 5 月

目　录

第一章 概　述

第一节　儿科的特点

儿童是社会中最为弱势的群体之一，儿童的健康对一个家庭乃至社会影响重大。儿童自出生至青少年阶段的生长发育过程中，来自家庭、社会、环境的不利因素时刻影响其健康，因此，在关注儿童疾病的同时，儿科医师必须同时关注上述不利因素。儿科专业医师在儿童疾病的诊治过程中需要具备三种品质：第一种是能够用最新的有事实根据的知识和信息开展疾病的诊治工作，能够通过已经积累的临床经验以及通过文献检索获得信息，分析患儿发病的病理生理机制并形成对所诊治的患儿的个体化认识；第二种是要有较强的沟通和动手能力，如能够针对儿童的特点进行有效的病史采集，施行正确的体格检查，规范地进行常规操作及对危重患儿进行准确的判断和急救的能力；第三种是具有无私奉献的精神，本着一切为了患儿及其家庭的利益着想，最大限度地发挥自己的专业知识和技能，在诊治过程中敏感地体察患儿及家长的心情，给予同情和关爱。

第二节　儿童年龄分期

儿童的生长发育是一个连续渐进的动态过程，不应被人为地割裂认识。但是在这个过程中，随着年龄的增长，儿童的解剖、生理和心理等功能确实在不同的阶段表现出与年龄相关的规律性。因此，在实际工作中将儿童年龄分为七期，以便熟悉掌握。

一、胎儿期

胎儿期指从受精卵形成到出生为止，共 40 周。受精后前 8 周称为胚胎期，此期各系统的器官发育非常迅速，各重要器官的发育已见雏形。以心脏发育为例，受精后 2 周心脏即开始形成，4 周时开始有血液循环，8 周时心脏四腔结构就已经形成。此时胚胎平均重 9g，长 5cm。如果此阶段受到外界任何干扰，容易引发严重畸形甚至死亡并流产。至第 8 周末胎儿已经基本成形。

胎儿的周龄即为胎龄，或称为妊娠龄。母亲妊娠期间如受外界不利因素影响，包括感染、创伤、滥用药物、接触放射性物质、毒品等，以及营养缺乏、严重疾病和心理创伤等，都可能影响胎儿的正常生长发育，导致流产、畸形或宫内发育不良等。

二、新生儿期

新生儿期指自胎儿娩出脐带结扎时开始至 28 天之前，按年龄划分，此期实际包含在婴儿期内。由于此期在生长发育和疾病方面具有非常明显的特殊性，且发病率高，死亡率也高，因此单独列为婴儿期中的一个特殊时期。在此期间，小儿脱离母体转而独立生存，所处的内外环境发生根本的变化，但其适应能力尚不完善。此外，分娩过程中的损伤、感染延续存在，先天性畸形也常在此期表现。

三、婴儿期

自出生到 1 周岁之前为婴儿期。此期是生长发育极其旺盛的阶段，因此对营养的需求量相对较高。此时，各系统器官的生长发育虽然也在持续进行，但是不够成熟完善，尤其是消化系统常常难以适应对大量食物的消化吸收，容易发生消化道功能紊乱。同时，婴儿体内来自母体的抗体逐渐减少，自身的免疫功能尚未成熟，抗感染能力较弱，易发生各种感染和传染性疾病。

四、幼儿期

自 1 岁至满 3 周岁之前为幼儿期。体格生长发育速度较前稍减慢，而智能发育迅速，同时活动范围渐广，接触社会事物渐多。此阶段消化系统功能仍不完善，营养的需求量仍然相对较高，而断乳和转乳期食物添加须在此时进行，因此适宜的喂养仍然是保持正常生长发育的重要环节。此期小儿对危险的识别和自我保护能力都有限，因此意外伤害发生率非常高，应格外注意防护。

五、学龄前期

自3周岁至6~7岁入小学前为学龄前期。此时体格生长发育速度已经减慢，处于稳步增长状态；而智能发育更加迅速，与同龄儿童和社会事物有了广泛的接触，知识面能够得以扩大，自理能力和初步社交能力能够得到锻炼。

六、学龄期

自入小学始（6~7岁）至青春期前为学龄期。此期儿童的体格生长速度相对缓慢，除生殖系统外，各系统器官外形均已接近成人。智能发育更加成熟，可以接受系统的科学文化教育。

七、青春期

青春期年龄范围一般从10~20岁，是从儿童到成人的过渡时期。这是一个由一系列内分泌变化导致性成熟并形成生殖能力的过程。同时，也是一个生理、心理和情感发展的过程。女孩的青春期开始年龄和结束年龄都比男孩早2年左右。青春期的进入和结束年龄存在较大的个体差异，约可相差2~4岁。此期儿童的体格生长发育再次加速，出现第二次高峰，同时生殖系统的发育也加速并渐趋成熟。

第二章 儿童生长发育

人的生长发育是指从受精卵到成人的成熟过程。生长和发育是儿童不同于成人的重要特点。生长是指儿童身体各器官、系统的长大，可有相应的测量值来表示其量的变化；发育是指细胞、组织、器官的分化与功能成熟。生长和发育两者紧密相关，生长是发育的物质基础，生长的量的变化可在一定程度上反映身体器官、系统的成熟状况。

第一节 儿童生长发育规律

生长发育，不论总的速度或各器官、系统的发育顺序，都遵循一定的规律。认识总的规律性有助于儿科医师对儿童生长发育状况进行正确评价与指导。

（一）生长发育是连续的、有阶段性的过程

生长发育过程贯穿整个儿童期，但各年龄阶段生长发育有一定的特点，不同年龄阶段生长速度不同。例如，体重和身长在生后第1年，尤其前3个月增加很快，第1年为生后的第一个生长高峰；第2年以后生长速度逐渐减慢，至青春期生长速度又加快，出现第二个生长高峰。

（二）各系统、器官生长发育不平衡

人体各器官、系统的发育顺序遵循一定规律。如神经系统发育较早，脑在生后2年内发育较快；淋巴系统在儿童期迅速生长，于青春期前达高峰，以后逐渐下降；生殖系统发育较晚。其他系统，如心、肝、肾、肌肉的发育基本与体格生长相平行。各系统发育速度的不同与儿童不同年龄阶段的生理功能有关。

（三）生长发育的个体差异

儿童生长发育虽按一定的总规律发展，但因在一定范围内受遗传、环境的影响，存在着相当大的个体差异，每个人生长的"轨道"不会完全相同。因此，儿童的生长发育水平有一定的正常范围，所谓的"正常值"不是绝对的，评价时必须考虑个体的不同的影响因素，才能作出正确的判断。

（四）生长发育的一般规律

生长发育遵循由上到下、由近到远、由粗到细、由低级到高级、由简单到复杂的规律。如出生后运动发育的规律是：先抬头，后抬胸，再会坐、立、行（从上到下）；从臂到手，从腿到脚的活动（由近到远）；从全掌抓握到手指拾取（由粗到细）；先画直线后画圈、图形（由简单到复杂）。认识事物的过程是：先会看、听、感觉事物，逐渐发展到有记忆、思维、分析、判断（由低级到高级）。

第二节　影响生长发育的因素

一、遗传因素

细胞染色体所载基因是决定遗传的物质基础。父母双方的遗传因素决定小儿生长发育的"轨道"，或特征、潜力、趋向。种族、家族的遗传信息影响深远，如皮肤和头发的颜色、面型特征、身材高矮、性成熟的迟早、对营养素的需要量、对疾病的易感性等。在异常情况下，严重影响生长的遗传代谢性疾病、内分泌障碍、染色体畸形等，更与遗传直接有关。性染色体遗传性疾病与性别有关。

二、环境因素

（一）营养

儿童的生长发育，包括宫内胎儿生长发育，需充足的营养素供给。营养素供给充足且比例恰当，加上适宜的生活环境，可使生长潜力得到充分的发挥。宫内营养不良不仅使胎儿体格生长落后，严重时还影响脑的发育；生后营养不良，特别是第 1~2 年的严重营养不良，可影响体重、身高及智能的发育。

（二）疾病

对生长发育的阻挠作用十分明显。急性感染常使体重减轻；长期慢性疾病则影响体重和身高的增长；内分泌疾病常引起骨骼生长和神经系统发育迟缓；先天性疾病，如先天性心脏病，可造成生长迟缓。

（三）母亲情况

胎儿在宫内的发育受孕母生活环境、营养、情绪、疾病等各种因素的影响。母亲妊娠早期的病毒性感染可导致胎儿先天性畸形；妊娠期严重营养不良可引起流产、早产和胎儿体格生长以及脑的发育迟缓；妊娠早期某些药物、X 线照射、环境中毒物和精神创伤均可影响胎儿的发育。

（四）家庭和社会环境家庭

环境对儿童健康的重要作用易被家长和儿科医师忽视。良好的居住环境，如阳光充足、空气新鲜、水源清洁、无噪声、无噪光、居住条件舒适，配合良好的生活习惯、科学护理、良好教养、体育锻炼、完善的医疗保健服务等，是促进儿童生长发育达到最佳状态的重要因素。近年来，社会环境对儿童健康的影响受到高度关注。

成人疾病胎儿起源学说意指"健康与疾病的发育起源"，是近年提出的关于人类疾病起源的新概念。该学说认为，胎儿在宫内发育中受到遗传、宫内环境的影响，不仅会影响胎儿期的生长发育，而且可能引起持续的结构功能改变，导致将来一系列成年期疾病的发生。孕期营养缺乏将对后代心血管疾病、高血压病、糖代谢异常、肥胖和血脂异常等一系列疾病的发生产生重要影响。

综上所述，遗传决定了生长发育的潜力，这种潜力从受精卵开始就受到环境因素的作用与调节，表现出个体的生长发育模式。因此，生长发育水平是遗传与环境共同作用的结果。

第三节 体格生长

一、体格生长常用指标

体格生长应选择易于测量、有较大人群代表性的指标来表示。常用的形态指标有体重、身高（长）、坐高（顶臀长）、头围、胸围、上臂围、皮下脂肪等。

二、出生至青春前期的体格生长规律

（一）体重的增长

体重为各器官、系统、体液的总重量。其中骨骼、肌肉、内脏、体脂、体液为主要成分。因体脂与体液变化较大，体重在体格生长指标中最易波动。体重易于准确测量，是最易获得的反映儿童生长与营养状况的指标。儿科临床中多用体重计算药量和静脉输液量。

新生儿出生体重与胎次、胎龄、性别及宫内营养状况有关。我国 2015 年九市城区调查结果显示，平均男婴出生体重为（3.38±0.40）kg，女婴为（3.26±0.40）kg，与世界卫生组织（WHO）的参考值相近（男 3.3kg，女 3.2kg）。出生后体重增长应为胎儿宫内体重生长曲线的延续。生后 1 周内因奶量摄入不足、水分丢失、胎粪排出，可出现暂时性体重下降，或称生理性体重下降，约在生后第 3~4 日达最低点，下降范围为 3%~9%，以后逐渐回升，至出生后第 7~10 日应恢复到出生时的体重。如果体重下降的幅度超过 10% 或至第 10 天还未恢复到出生时的体重，则为病理状态，应分析其原因。若生后及时合理喂哺，可减轻或避免生理性体重下降的发生。出生时体重受宫内因素的影响大，生后的体重与喂养、营养以及疾病等因素密切相关。

随年龄的增加，儿童体重的增长逐渐减慢。我国 1975 年、1985 年、1995 年、2005 及 2015 年调查资料显示，正常足月婴儿生后第 1 个月体重增加可达 1~1.7kg，生后 3~4 个月体重约等于出生时体重的 2 倍；第 1 年内婴儿前 3 个月体重的增加值约等于后 9 个月内体重的增加值，即 12 月龄时婴儿体重约为出生时的 3 倍（10kg），是生后体重增长最快的时期，系第一个生长高峰；生后第 2 年体重增加 2.5~3.5kg；2 岁至青春前期体重增长减慢，年增长值约 2kg。

儿童体重的增长为非等速的增加，进行评价时应以个体儿童自己体重的变化为依据，不可把"公式"计算的体重或人群体重均数（所谓"正常值"）当作"标准"进行评价。当无条件测量体重时，为便于医务人员计算小儿用药量和液体量，可用以下公式估计体重（表 2-1）。

表 2-1 正常儿童体重、身高估计公式

年龄	体重（kg）	年龄	身长（高）（cm）
出生	3.25	出生	50
3~12 月龄	［年龄（月）+9］/2	3~12 月龄	75
1~6 岁	年龄（岁）×2+8	2~6 岁	年龄（岁）×7+75
7~12 岁	［年龄（岁）×7-5］/2	7~10 岁	年龄（岁）×6+80

（二）身材的增长

1. 身高（长）

身高指头部、脊柱与下肢长度的总和。3 岁以下儿童立位测量不易准确，应仰卧位测量，称为身长。3 岁以上儿童立位时测量称为身高。立位测量值比仰卧位少 1~2cm。

身高（长）的增长规律与体重相似，年龄越小，增长越快，也出现婴儿期和青春期两个生长高峰。出生时身长平均为 50cm，生后第 1 年身长增长最快，约为 25cm；前 3 个月身长增长约 11~13cm，约等于后 9 个月的增长值，1 岁时身长约 75cm；第 2 年身长增长速度减慢，约 10~12cm，即 2 岁时身长约 87cm；2 岁以后身高每年增长 6~7cm。2 岁以后每年身高增长低于 5cm，为生长速度下降。

身高（长）的增长受遗传、内分泌、宫内生长水平的影响较明显，短期的疾病与营养波动不易影响身高（长）的生长。

2. 坐高（顶臀长）

是头顶到坐骨结节的长度。3 岁以下儿童仰卧位测量的值称为顶臀长。坐高增长代表头颅与脊柱的生长。

3. 指距

是两上肢水平伸展时两中指尖的距离，代表上肢长骨的生长。

（三）头围的增长

经眉弓上缘、枕骨结节左右对称环绕头一周的长度为头围。头围的增长与脑和颅骨的生长有关。

胎儿期脑生长居全身各系统的领先地位，故出生时头围相对大，平均 33~34cm。与体重、身长增长相似，第 1 年前 3 个月头围的增长约等于后 9 个月头围的增长值（6cm），即 1 岁时头围约为 46cm；生后第 2 年头围增长减慢，约为 2cm，2 岁时头围约 48cm；2~15 岁头围仅增加 6~7cm。头围的测量在 2 岁以内最有价值。

婴幼儿期连续追踪测量头围比一次测量更重要。头围大小与双亲的头围有关；头围小于均值-2SD 常提示有脑发育不良的可能，小于均值-3SD 以上常提示脑发育不良；头围增长过速往往提示脑积水。

（四）胸围的增长

平乳头下缘经肩胛角下缘平绕胸一周为胸围。胸围代表肺与胸廓的生长。出生时胸围 32cm，略小于头围 1~2cm。1 岁左右胸围约等于头围。1 岁至青春前期胸围应大于头围（约为头围+年龄-1cm）。1 岁左右头围与胸围的增长在生长曲线上形成头、胸围的交叉，此交叉时间与儿童营养、胸廓的生长发育有关，生长较差者头、胸围交叉时间延后。我国 2005 年 9 市城区体格生长的衡量数字显示，男童头、胸围交叉时间为 15 月龄，提示我国儿童胸廓生长较落后，除营养因素外，可能与不重视爬的训练和胸廓锻炼有关。

（五）上臂围的增长

经肩峰与鹰嘴连线中点绕臂一周即为上臂围。上臂围代表肌肉、骨骼、皮下脂肪和皮肤的生长。1 岁以内上臂围增长迅速，1~5 岁增长缓慢，约 1~2cm。因此，有人认为在无条件测量体重和身高的场合，可用测量左上臂围来筛查 1~5 岁小儿的营养状况：>13.5cm 为营养良好，12.5~13.5cm 为营养中等，<12.5cm 为营养不良。

（六）皮下脂肪

通过测量皮脂厚度反映皮下脂肪。常用的测量部位有：①腹壁皮下脂肪；②背部皮下脂肪。要用皮下脂肪测量工具（测皮褶卡钳）测量才能得出正确的数据。

（七）身体比例与匀称性

在生长过程中，身体的比例与匀称性生长有一定规律。

1. 头与身长比例

在宫内与婴幼儿期，头领先生长，而躯干、下肢生长则较晚，生长时间也较长。因此，头、躯干、下肢长度的比例在生长进程中发生变化。头长占身长（高）的比例在新生儿为 1/4，到成人后为 1/8。

2. 体型匀称

表示体型（形态）生长的比例关系，常用的指标有身高的体重（weight-for height，W/H）；胸围/身高（身高胸围指数）；体重（kg）/身高（cm）×1000（Quetelet 指数）；体重（kg）/［身高（cm）$]^2$×10^4（Kaup 指数，幼儿用）；年龄的体质指数（BMI/age）等。

3. 身材匀称

以坐高（顶臀长）与身高（长）的比例表示，反映下肢的生长情况。坐高（顶臀长）占身高（长）的比例由出生时的 0.67 下降到 14 岁时的 0.53。

任何影响下肢生长的疾病，可使坐高（顶臀长）与身高（长）的比例停留在幼年状态，如甲状腺功能减退与软骨营养不良。

4. 指距与身高

正常时，指距略小于身高（长）。如指距大于身高 1~2cm，对诊断长骨的异常生长有参考价值，如蜘蛛样指（趾）（马方综合征）。

三、青春期的体格生长规律

青春期是儿童到成人的过渡期，受性激素等因素的影响，体格生长出现生后的第二个高峰，有明显的性别差异。男孩的身高增长高峰约晚于女孩 2 年，且每年身高的增长值大于女孩，因此最终的身高一般来说男孩比女孩高。一般男孩骨龄 15 岁、女孩骨龄 13 岁时，身长达最终身高的 95%。

不论男女孩，在青春期前的 1~2 年中生长速度略有减慢。女孩在乳房发育后（约 9~11 岁），男孩在睾丸增大后（约 11~13 岁）身高开始加速生长，经 1~2 年生长达 PHV，此时女孩身高平均年增加 8~9cm，男孩 9~10cm。在第二生长高峰期，身高增加值约为最终身高的 15%。PHV 提前者身高的停止增长较早。

青春期体重的增长与身高平行，同时内脏器官增长。女性耻骨与髂骨下部的生长与脂肪堆积使臀围加大。男性则有肩部增宽、下肢较长、肌肉增强的不同体型特点。

四、体格生长评价

儿童处于快速生长发育阶段，身体形态及各部分比例变化较大。充分了解儿童各阶段生长发育的规律、特点，正确评价儿童生长发育状况，及早发现问题，给予适当的指导与干预，对促进儿童的健康生长十分重要。

（一）原则

正确评价儿童的体格生长必须做到以下几点：①选择适宜的体格生长指标：最重要和常用的形态指标为身高（长）和体重，<3 岁儿童应常规测量头围，其他常用的形态指标有坐高（顶臀长）、胸围、上臂围、皮褶厚度等；②采用准确的测量工具及规范的测量方法；③选择恰当的生长标准或参照值：建议根据情况选择 2006 年世界卫生组织儿童生长标准或 2015 年中国 9 市儿童的体格发育数据制定的中国儿童生长参照值；④定期评估儿童生长状况，即生长监测。

（二）评价内容

儿童体格生长评价包括生长水平、生长速度以及匀称度三个方面。

1. 生长水平

将某一年龄时点所获得的某一项体格生长指标测量值（横断面测量）与生长标准或参照值比较，得到该儿童在同年龄、同性别人群中所处的位置，即为此儿童该项体格生长指标在此年龄的生长水平。所有单项体格生长指标，如体重、身高（长）、头围、胸围、上臂围等均可进行生长水平评价。

早产儿体格生长有一允许的"落后"年龄范围，即此年龄后应"追上"正常足月儿的生长。进行早产儿生长水平评价时应矫正胎龄至 40 周胎龄（足月）后再评价，身长至 40 月龄、头围至 18 月龄、体重至 24 月龄后不再矫正。

2. 生长速度

是对某一单项体格生长指标定期连续测量（纵向观察），所获得的该项指标在某一年龄阶段的增长值即为该儿童该项体格生长指标的生长速度。以生长曲线表示生长速度最简单、直观，定期体格检查是评价生长速度的关键。这种动态纵向观察个体儿童的生长规律的方法可发现每个儿童有自己稳定的生长轨道，体现个体差异。因此，生长速度的评价较生长水平更能真实反映儿童的生长状况。

（三）匀称度

是对体格生长指标之间关系的评价。

（1）体型匀称度：表示体型（形态）生长的比例关系，常用的指标有身高的体重（W/H）以及年龄的体质指数（body mass index or age，BMI/年龄）。身高的体重表示一定身高的相应体重增长范围，间接反映身体的密度与充实度。其优点是不依赖于年龄，是判断 2 岁以内儿童营养不良和超重肥胖最常用的指标之一。年龄的体质指数，BMI = 体重（kg）/身高（m）^{2}，其实际含义是单位面积中所含的体重数，表示一定身高的相应体重增长范围，间接反映体型和身材的匀称度。儿童的 BMI 随年龄而变化，需要采用根据不同年龄和性别制定的 BMI 参照标准。BMI 对>2 岁儿童超重肥胖的判断优于身高的体重。

（2）身材匀称：以坐高（顶臀高）/身高（长）的比值反映下肢生长状况。按实际测量计算结果与参照人群值计算结果比较。结果以匀称、不匀称表示。

第四节　神经心理发育

在儿童成长过程中，神经心理的正常发育与体格生长具有同等重要的意义。神经心理发育包括感知、运动、语言、情感、思维、判断和意志性格等方面，以神经系统的发育和成熟为物质基础。和体格生长一样，神经心理发育的异常可能是某些系统疾病的早期表现，因此，了解儿童心理发育规律对疾病的早期诊断很有帮助。

一、神经系统的发育

在胎儿期，神经系统的发育领先于其他各系统，新生儿脑重已达成人脑重的 25% 左右，此时神经细胞数目已与成人接近，但其树突与轴突少而短。出生后脑重的增加主要是神经细胞体积的增大和树突的增多、加长，以及神经髓鞘的形成和发育。神经髓鞘的形成和发育约在 4 岁完成，在此之前，尤其在婴儿期，各种刺激引起的神经冲动传导速度缓慢，且易于泛化；不易形成兴奋灶，易疲劳而进入睡眠状态。

脊髓随年龄而增长。在胎儿期，脊髓下端在第 2 腰椎下缘，4 岁时上移至第 1 腰椎，在进行腰椎穿刺时应注意。握持反射应于 3 个月时消失。婴儿肌腱反射较弱，腹壁反射和提睾反射也不易引出，到 1 岁时才稳定。3~4 个月前的婴儿肌张力较高，凯尔尼格征可为阳性，2 岁以下儿童巴宾斯基征阳性亦可为生理现象。

二、感知觉的发育

（一）视感知发育

新生儿已有视觉感应功能，瞳孔有对光反射，在安静清醒状态下可短暂注视物体，但只能看清 15~20cm 内的事物。第 2 个月起可协调地注视物体，开始有头眼协调；3~4 个月时喜看自己的手，头眼协调较好；6~7 个月时目光可随上下移动的物体垂直方向转动；8~9 个月时开始出现视深度感觉，能看到小物体；18 个月时已能区别各种形状；2 岁时可区别垂直线与横线；5 岁时已可区别各种颜色；6 岁时视深度已充分发育。

（二）听感知发育

出生时鼓室无空气，听力差；生后 3~7 日听觉已相当良好；3~4 个月时头可转向声源，听到悦耳声时会微笑；7~9 个月时能确定声源，区别语言的意义；13~16 个月时可寻找不同响度的声源；4 岁时听觉发育已经完善。听感知发育和儿童的语言发育直接相关，听力障碍如果不能在语言发育的关键期内（6 个月内）或之前得到确诊和干预，则可因聋致哑。

（三）味觉和嗅觉发育

（1）味觉：出生时味觉发育已很完善；4~5 个月时甚至对食物轻微的味道

改变已很敏感，为味觉发育关键期，此期应适时添加各类转乳期食物。

（2）嗅觉：出生时嗅觉中枢与神经末梢已基本发育成熟；3~4个月时能区别愉快与不愉快的气味；7~8个月开始对芳香气味有反应。

（四）皮肤感觉的发育

皮肤感觉包括触觉、痛觉、温度觉及深感觉等。触觉是引起某些反射的基础。新生儿眼、口周、手掌、足底等部位的触觉已很灵敏，而前臂、大腿、躯干的触觉则较迟钝。新生儿已有痛觉，但较迟钝；第2个月起才逐渐改善。出生时温度觉已很灵敏。

三、运动的发育

运动发育可分为大运动（包括平衡）和细运动两大类。

（一）平衡与大运动

（1）抬头：新生儿俯卧时能抬头1~2秒；3个月时抬头较稳；4个月时抬头很稳。

（2）坐：6个月时能双手向前撑住独坐；8个月时能坐稳。

（3）翻身：7个月时能有意识地从仰卧位翻身至俯卧位，然后从俯卧位翻至仰卧位。

（4）爬：应从3~4个月时开始训练，8~9个月可用双上肢向前爬。

（5）站、走、跳：11个月时可独自站立片刻；15个月可独自走稳；24个月时可双足并跳；30个月时会独足跳。

（二）细动作

3~4个月握持反射消失之后手指可以活动；6~7个月时出现换手与捏、敲等探索性动作；9~10个月时可用拇、示指拾物，喜撕纸；12~15个月时学会用匙，乱涂画；18个月时能叠2~3块方积木；2岁时可叠6~7块方积木，会翻书。

四、语言的发育

语言的发育与大脑、咽喉部肌肉的正常发育及听觉的完善有关。要经过发音、理解和表达 3 个阶段。新生儿已会哭叫，3~4 个月咿呀发音；6~7 月龄时能听懂自己的名字；12 月龄时能说简单的单词，如"再见""没了"。18 月龄时能用 15~20 个字，指认并说出家庭主要成员的称谓；24 月龄时能指出简单的人、物名和图片，而到 3 岁时能指认许多物品名，并说由 2~3 个字组成的短句；4 岁时能讲述简单的故事情节。

五、心理活动的发展

（一）早期的社会行为

2~3 个月时小儿以笑、停止啼哭等行为，以眼神和发音表示认识父母；3~4 个月的婴儿开始出现社会反应性的大笑；7~8 个月的小儿可表现出认生、对发声玩具感兴趣等；9~12 个月时是认生的高峰；12~13 个月小儿喜欢玩变戏法和躲猫猫游戏；18 个月时逐渐有自我控制能力，成人在附近时可独自玩耍很久；2 岁时不再认生，易与父母分开；3 岁后可与小朋友做游戏。

（二）注意的发展

婴儿期以无意注意为主，随着年龄的增长逐渐出现有意注意。5~6 岁后儿童能较好控制自己的注意力。

（三）记忆的发展

记忆是将所学得的信息贮存和"读出"的神经活动过程，可分为感觉、短暂记忆和长久记忆 3 个不同的系统。长久记忆又分为再认和重现，再认是以前感知的事物在眼前重现时能被认识；重现是以前感知的事物虽不在眼前出现，但可在脑中重现。1 岁内婴儿只有再认而无重现，随年龄的增长，重现能力亦增强。

幼年儿童只按事物的表面特性记忆信息，以机械记忆为主。随着年龄的增加和理解、语言思维能力的加强，逻辑记忆逐渐发展。

（四）思维的发展

1岁以后的儿童开始产生思维，在3岁以前只有最初级的形象思维；3岁以后开始有初步抽象思维；6~11岁以后儿童逐渐学会综合分析、分类比较等抽象思维方法，具有进一步独立思考的能力。

（五）想象的发展

新生儿无想象能力；1~2岁儿童仅有想象的萌芽。学龄前期儿童仍以无意想象及再造想象为主，有意想象和创造性想象到学龄期才迅速发展。

（六）情绪、情感的发展

新生儿因生后不易适应宫外环境，较多处于消极情绪中，表现不安、啼哭，而哺乳、抱、摇、抚摸等则可使其情绪愉快。婴幼儿情绪表现特点是时间短暂、反应强烈、容易变化、外显而真实。随着年龄的增长，儿童对不愉快因素的耐受性逐渐增加，能够有意识地控制自己，使情绪渐趋向稳定。

（七）个性和性格的发展

婴儿期由于一切生理需要均依赖成人，逐渐建立对亲人的依赖性和信任感。幼儿时期已能独立行走，说出自己的需要，故有一定自主感，但又未脱离对亲人的依赖，常出现违拗言行与依赖行为互相交替的现象。学龄前期小儿生活基本能自理，主动性增强，但主动行为失败时易出现失望和内疚。学龄期开始正规学习生活，重视自己勤奋学习的成就，如不能发现自己的学习潜力，将产生自卑。青春期体格生长和性发育开始成熟，社交增多，心理适应能力增强，但容易波动，在感情问题、伙伴问题、职业选择、道德评价和人生观等问题上处理不当时易发生性格变化。性格一旦形成即相对稳定。

第三章 儿童保健

儿童保健同属儿科学与预防医学的分支，为两者的交叉学科，其主要任务是研究儿童各年龄期生长发育的规律及其影响因素，以通过有效的措施，促进有利因素，防止不利因素，保障儿童健康成长。儿童保健研究涉及的内容包括：儿童的体格生长和社会心理发育、儿童营养、儿童健康促进和儿科疾病的预防及管理等。

自 19 世纪 80 年代初，儿童保健问题，特别是儿童的生存问题显得更为迫切。根据当时全球形势及发展中国家的经济，由联合国儿童基金会发起了一揽子的组合干预措施，简称为 GOBI（即生长监测、口服补液治疗腹泻病、母乳喂养及免疫接种）；以后又推出针对造成婴幼儿死亡的主要疾病，即肺炎及腹泻诊治和转诊转运的简化流程及治疗技术，使儿童的死亡率明显下降。

随着时代的发展，儿童死亡的原因也发生了改变，就"单一问题"开展工作已经不能适应儿童保健的需要。据最新全球资料统计，5 岁以下小儿有 6 种致命性疾病，占死亡率的 70%～90%，这 6 种疾病为急性呼吸道感染（绝大部分为肺炎）（19%）、腹泻病（18%）、疟疾（8%）、麻疹（4%）、HIV/AIDS（3%）及与新生儿有关的疾病，主要为早产、产中窒息及感染（占新生儿期死亡的37%）；这些疾病绝大部分可以通过不断进步的卫生保健措施预防其发生。

应对这种新情况需要一揽子简单易行但效果显著的方法，并利用这些方法在儿童疾病综合管理的指导下采取综合措施对儿童疾病及营养不良进行有效管理，防止患儿死亡、促进儿童健康成长及发育。

IMCI 在不同层次上有着不同的含义。从患者的角度来看，综合就是病案的管理；从保健的角度来看，综合意味着通过一种服务渠道进行多种形式的服务，例如定期体格检查的同时进行免疫接种，可以为家长提供咨询的机会，密切了医务保健人员与家长之间的关系，使医务保健人员更加关心儿童的营养、体格及社会心理的发育；在机制层次上，综合便是把管理结合起来，支持不同的辅助性保健工作，保障不同层次保健工作的综合性。IMCI 就是成功地将初级保健设施的病案管理和工作任务结合起来，医务保健人员要为它的服务对象提供一整套的技术服务。所以 IMCI 是当今儿童保健的唯一策略，在以上两个层次上同时加强保健的综合，将保健从家庭和社区延伸到初级卫生单位以及转诊机构，并且强调提供咨询和解决问题。IMCI 已被 100 多个国家采纳，我国也开始了相关的工作。

近几年，我国妇幼保健机构与监测网络建设发展很快。三级儿童保健网络建设以及这一网络在城市和农村得到进一步的完善，成为各项儿童保健措施得以成功推广实施的制度保障。

第一节　各年龄期儿童的保健重点

一、胎儿期及围生期

胎儿的发育与孕母的躯体健康、心理卫生、营养状况和生活环境等密切相关，胎儿期保健主要通过对孕母的保健来实现。

（一）预防遗传性疾病与先天性畸形

应大力提倡和普及婚前男女双方检查及遗传咨询，禁止近亲结婚；应避免接触放射线和铅、苯、汞、有机磷农药等化学毒物；应避免吸烟、酗酒；患有心肾疾病、糖尿病、甲状腺功能亢进、结核病等慢性疾病的育龄妇女应在医师指导下确定怀孕与否及孕期用药，注意孕期用药安全，避免药物致畸；高危产妇除定期产前检查外，应加强观察，一旦出现异常情况，应及时就诊。

（二）保证充足营养

妊娠后期应加强铁、锌、钙、维生素 D 等重要营养素的补充。但也应防止营养摄入过多而导致胎儿体重过重，影响分娩和儿童期以及成年后的健康。

（三）预防感染

包括孕期及分娩时。孕妇早期应预防弓形虫、风疹病毒、巨细胞病毒及单纯疱疹病毒的感染，以免造成胎儿畸形及宫内发育不良。分娩时应预防来自产道的感染而影响即将出生的新生儿。

（四）给予良好的生活环境，避免环境污染

孕16周前胎儿对放射线非常敏感，放射线照射可以引起神经系统等多器官发育畸形，甚至导致死亡。避免铅、汞、苯、农药、多卤代芳烃化合物以及环境雌激素等污染物暴露。孕妇不该吸烟、喝酒，同时也需要注意防护二手烟的暴露。注意劳逸结合，减少精神负担和心理压力。

（五）尽可能避免妊娠期合并症

预防流产、早产、异常分娩的发生。对高危孕妇应加强随访。

（六）加强对高危新生儿的监护

对高危妊娠孕妇所分娩的新生儿及早产儿、低体重儿，窒息、低体温、低血糖、低血钙和颅内出血等疾病的高危新生儿应予以特殊监护和积极处理。

二、新生儿期

新生儿期，生后1周内的新生儿发病率和死亡率极高，婴儿死亡中约2/3是新生儿，<1周的新生儿的死亡数占新生儿期死亡数的70%左右。故新生儿保健是儿童保健的重点，而生后1周内新生儿的保健是重中之重。因此在2005年的世界卫生组织（WHO）年度报告中，把过去的儿童保健，建议改为新生儿及儿童保健，突出新生儿保健的重要性。

（一）护理

新生儿娩出后应迅速清理口腔内黏液，保证呼吸道通畅；严格消毒、结扎脐带；记录出生时 Apgar 评分、体温、呼吸、心率、体重与身长。应接种卡介苗和乙型肝炎疫苗。新生儿应着棉制的宽松衣物，每天洗澡保持皮肤清洁，注意脐部护理，预防感染，要注意臀部护理，清洁后及时给予疏水的护臀膏，避免臀部皮肤糜烂、感染。新生儿睡眠建议仰卧位睡姿防止窒息。父母应多与婴儿交流，抚摸有利于早期的情感交流。世界卫生组织对早产儿尤其推荐"袋鼠式护理"，也就是出生后早产儿与母亲之间皮肤与皮肤直接接触的照护方式，这种简单的方式对促进婴幼儿发育有重要意义，也适用于足月儿。应尽量避免过多的外来人员接触。

（二）保暖

由于出生后外界环境温度要明显低于母亲子宫内温度，因此需要积极保暖，尤其在冬春季节，温度保持在 20~22℃左右，湿度以 55% 为宜；保持新生儿体温正常恒定。不同季节应该注意及时调节温度，增减衣被。

（三）喂养

新生儿出生后，应该尽早吸吮母乳，早期吸吮可以促使母乳分泌，提高母乳喂养率。足月新生儿出生后几天即开始补充维生素 D400U/d，同时还需要注意因维生素 K 缺乏而发生出血性疾病。母乳喂养的婴儿应该尽量避免容易通过乳汁影响婴儿健康的药物。

（四）新生儿疾病筛查

新生儿出生后应进行包括苯酮尿症，先天性甲状腺功能低下等在内的遗传代谢疾病的筛查，近年来也在全国推广新生儿听力筛查，以期在早期发现听力障碍及时干预避免语言能力受到损害。目前也逐渐推荐进行发育性髋关节发育不良以及先天性心脏病的早期筛查。部分地区也开展了6磷酸葡萄糖脱氢酶缺乏症（G6PD）、先天性肾上腺皮质增生症（congenital adrenal hyperplasia，CAH）的筛查。随着串联质谱技术发展，现在也有区域将遗传性代谢疾病筛查的病种扩展到几十种。

（五）新生儿访视

新生儿期一般需要进行2次访视，如果是高危儿或者检查发现有异常的需要增加访视次数。目的主要是早期及时发现各种疾病，同时为父母提供新生儿喂哺和护理指导。

三、婴儿期

婴儿期的体格生长十分迅速，需大量各种营养素满足其生长的需要，但婴儿的消化功能尚未成熟，故易发生消化紊乱和营养缺乏性疾病。

（一）合理喂养

世界卫生组织目前推荐纯母乳喂养至6个月，母乳喂养可持续至2岁。母乳是最适合婴儿发育的天然食品。6个月以后开始添加辅食，推荐以富含铁的米粉作为首次添加的食品，辅食的添加遵循由少到多、由薄到厚、由一种到多种循序渐进的原则。无论是母乳喂养还是人工喂养，婴儿出生数天后，即可给予400U/d（$10\mu g/d$）的维生素D补充剂，并推荐长期补充，直至儿童和青少年期。足月正常出生体重婴儿，在保证维生素D的前提下，母乳及配方奶中的钙足以满足其需要，不必额外补充。

（二）定期体检

6个月以下婴儿建议每月一次体检，6个月以后2~3个月一次体检，对于婴儿体检应坚持使用生长发育监测图，观察生长及营养状况，及时纠正偏离。生后6个月建议进行血红蛋白检查。增加户外活动可增加皮肤合成维生素D_3。但考虑到紫外线对儿童皮肤的损伤，目前不建议 6 个月以下婴儿在阳光下直晒。

（三）定期预防接种预防感染

在一岁内完成基础免疫疫苗接种，增强传染病的免疫力。坚持母乳喂养也是增强婴儿抵抗力的重要因素。

（四）培养生活技能、促进各项技能发展

培养良好的进餐、睡眠技能。父母与婴儿面对面的交流以及皮肤与皮肤的接触，是最好的早期感知觉和情感发育的促进因素。利用色彩鲜艳、有声的玩具促进婴儿的视听觉发育和各种运动能力的发展。在保证安全的前提下，需要尽可能多地让孩子自己活动发展各项技能，而不要长期怀抱。根据不同阶段运动发育的特点，可以针对性地进行一些身体活动训练，例如训练抬头、俯卧支撑、独坐、爬行等。

四、幼儿期

由于感知能力和自我意识的发展，对周围环境产生好奇、乐于模仿，幼儿期是社会心理发育最为迅速的时期。

（一）合理膳食搭配、安排规律生活

这个年龄阶段除了需要提供丰富、平衡的膳食，保证儿童体格发育以外，需要注意培养儿童良好的进食行为和卫生习惯。鼓励儿童自己用餐具进餐、按时进餐、进餐时间不宜超过 30 分钟，不吃零食、不偏食挑食。同时，应培养幼儿的独立生活能力，安排规律生活，养成良好的生活习惯，如睡眠、进食、排便、沐浴、游戏、户外活动等。

（二）促进语言及各种能力的发展

这个阶段是语言发展的关键时期，父母应该重视与孩子的交流、利用各种游戏、故事情景帮助儿童的语言发展。适当地增加户外运动的时间，让孩子有充分的机会发展运动能力。这一阶段也是孩子心理行为发育的关键期，父母除了正确引导以外，还需要注意自己的言行，给孩子树立一个良好的榜样。

（三）定期体检、预防疾病

指导家长坚持使用生长发育监测图的重要性，及时监测肥胖以及营养不良等营养性疾病的发生。每 3~6 个月体检一次，筛查缺铁性贫血、进行眼保健和口腔保健。定期进行预防接种，预防异物吸入、烫伤、跌伤等意外伤害的发生。

五、学龄前期

学龄前期儿童的智能发展快、独立活动范围大，是性格形成的关键时期。因此，加强学龄前期儿童的教育很重要，应注意培养良好的学习习惯、想象与思维能力，使之具有优良的心理素质。

（一）合理膳食、保证营养

供给平衡的膳食，保证食物多样化以促进食欲，还是需要保证乳类的摄入。这一阶段儿童大部分在幼儿园或托儿所，每天适合安排 3 餐主食、1~2 餐点心。优质蛋白的比例占总蛋白的1/2。

（二）定期体检、预防疾病

每 6~12 个月一次体检，继续使用生长发育检测图，检测营养状况。筛查缺铁性贫血、做好眼保健、口腔保健。定期进行免疫接种。预防溺水、外伤、误服药物以及食物中毒等意外伤害。

（三）学前教育

为进入小学进行学前准备。学前教育不应该单纯是知识的灌输，甚至是把小学的课程提前至学前进行教学。这样不仅会影响学习效率，更有可能使得孩子因为挫败感而丧失对学习的兴趣。这一阶段教育应该是以游戏中学习、培养思维能力和想象力、创造力为主，同时注意培养良好的学习习惯以及道德教育。

六、学龄期

此期儿童求知欲强，是获取知识的最重要时期。该时期应提供适宜的学习条件，培养良好的学习习惯，并加强素质教育；应引导积极的体育锻炼，不仅可增强体质，同时也培养了儿童的毅力和意志力；合理安排生活，供给充足营养。

（一）加强营养、合理安排作息时间

学龄儿童的膳食结构基本已经与成人相似。膳食中注意荤素搭配、保证优质蛋白的摄入，多吃富含钙的食品以保证身体快速生长的需要。牛奶每天摄入量还是需要保证 400~500ml。随着学业压力的增加，需要合理安排作息时间，这一年龄儿童睡眠应保证在 10 小时以上，每天应该保证 60 分钟以上的中高强度身体活动，每天屏幕时间限制在 2 小时以内。

（二）提供良好学习环境、培养良好学习习惯

家长与老师多沟通，为孩子创造良好的学习环境与氛围，培养孩子对学习的兴趣。培养孩子自我管理的能力，家长不要事事包办。注意看书写字姿势，积极预防近视眼、斜视等疾病。

（三）积极参加体育锻炼、增加防病抗病能力

鼓励孩子多参加户外运动及活动，积极参加体育锻炼，增强体质，增加机体抵抗能力。

（四）疾病筛查、预防事故

除了预防缺铁性贫血、肥胖等营养性疾病以外，还应积极预防屈光不正、龋齿等常见病的发生；尤其需要密切注意孩子的心理行为问题。积极进行法制教

育，学习交通规则和意外伤害的防范知识。

七、青春期

青春期是体格发育的第二个高峰期，同时第二性征开始出现到体格发育完全及性成熟。在此年龄阶段所发生的一系列形态、生理、生化以及心理和行为的改变程度，对每一个个体来说，都是一生中其他年龄阶段所不能比拟的。由于生理上很快成熟，即将步入成年期，但心理、行为和社会学方面的发育相对滞后，造成青春期发育过程中一些特有的问题。

（一）合理营养

青春期是体格发育的高峰时期，合理的营养非常重要，必须保证能量、优质蛋白以及各种微量营养素和维生素的摄入。青春期由于骨骼发育迅速，钙的需求量达 1000mg/d，因此仍然需要摄入充足的乳类制品。及时发现青春期女孩盲目追求消瘦身材的心理，正确疏导，避免营养不良以及厌食症的发生。

（二）积极参加身体活动

每天至少累计达到 60 分钟的中高强度身体活动，包括每周至少 3 天的高强度身体活动和增强肌肉力量、骨骼健康的抗阻活动；每天屏幕时间限制在 2 小时内，鼓励儿童青少年更多地动起来。

（三）重视心理卫生的咨询

青少年处于第二个生理违拗期，家长及老师需要正确认识这一特点，善于理解和帮助青少年。避免粗暴的教育，要善于与青少年交流，善于引导并培养正确的人生观、价值观。帮助青少年承受压力、应对挫折的能力。帮助青少年正确认识社会的不良现象，提高是非辨别能力，把握自己的行为，远离恶习。

（四）正确的性教育

通过课堂教育以及参观人体生理和发育的展览，帮助青少年正确认识性发育，防止早恋及过早发生性行为。

第二节 儿童保健的具体措施

一、护理

对小儿的护理是儿童保健、医疗工作的基础内容，年龄越小的儿童越需要合适的护理：①居室：应阳光充足、通气良好，冬季室内温度尽可能达到18～20℃，湿度为55%～60%。对哺乳期婴儿，主张母婴同室，便于母亲哺乳和料理婴儿。患病者不应进入小儿居室，尤其是新生儿、早产儿的居室。②衣着（尿布）：应选择浅色、柔软的纯棉织物，宽松而少接缝，以避免摩擦皮肤和便于穿、脱。存放新生儿衣物的衣柜内不宜放置樟脑丸，以免发生新生儿溶血。新生儿应衣着宽松，保持双下肢屈曲姿势，有利于髋关节的发育。婴儿最好穿连衣裤或背带裤，不用松紧腰裤，以利胸廓发育。

二、营养

营养是保证儿童生长发育及健康的先决条件，必须及时对家长和有关人员进行有关母乳喂养、断乳期婴儿辅食添加、幼儿期正确的进食行为培养、学前及学龄期儿童的膳食安排等内容的宣教和指导（见第四章）。

三、计划免疫

计划免疫是根据小儿的免疫特点和传染病发生的情况而制定的免疫程序，通过有计划地使用生物制品进行预防接种，以提高人群的免疫水平、达到控制和消灭传染病的目的。按照我国卫健委规定，婴儿必须在1岁内完成卡介苗，脊髓灰质炎三价混合疫苗，百日咳、白喉、破伤风类毒素混合制剂，麻疹减毒疫苗及乙型肝炎病毒疫苗接种的基础免疫。根据流行地区和季节，或根据家长自己的意愿，有时也进行乙型脑炎疫苗、流行性脑脊髓膜炎疫苗、风疹疫苗、流感疫苗、腮腺炎疫苗、甲型肝炎病毒疫苗、水痘疫苗、流感杆菌疫苗、肺炎疫苗、轮状病毒疫苗等的接种。

预防接种可能引起一些反应：①卡介苗接种后2周左右局部可出现红肿浸润，8~12周后结痂。若化脓形成小溃疡，腋下淋巴结肿大，可局部处理以防感染扩散，但不可切开引流。②脊髓灰质炎三价混合疫苗接种后有极少数婴儿发生腹泻，但多数可以不治自愈。③百日咳、白喉、破伤风类毒素混合制剂接种后局部可出现红肿、疼痛或伴低热、疲倦等，偶见过敏性皮疹、血管性水肿。若全身反应严重，应及时到医院诊治。④麻疹疫苗接种后，局部一般无反应，少数人可在6~10日内出现轻微的麻疹，予对症治疗即可。⑤乙型肝炎病毒疫苗接种后很少有不良反应。个别人可有发热或局部轻痛，不必处理。

四、儿童心理卫生

世界卫生组织（WHO）给健康所下的定义是：不仅是没有疾病和病痛，而且是个体在身体上、精神上、社会上的完满状态。由此可知，心理健康和身体健康同等重要。

（一）习惯的培养

（1）睡眠习惯：①应从小培养儿童有规律的睡眠习惯；②儿童居室应安静、光线应柔和，睡前避免过度兴奋；③儿童应该有相对固定的作息时间，包括睡眠；④婴儿可利用固定乐曲催眠入睡，不拍、不摇、不抱，不可用喂哺催眠；⑤保证充足的睡眠时间；⑥培养独自睡觉。

（2）进食习惯：①按时添加辅食；②进食量根据小儿的自愿，不要强行喂食；③培养定时、定位（位置）、自己用餐；④不偏食、不挑食、不吃零食；⑤饭前洗手；⑥培养用餐礼貌。

（3）排便习惯：东西方文化及传统的差异，对待大小便的训练意见绝对不同。我国多数的家长习惯于及早训练大小便；而西方的家长一切均顺其自然。用尿布不会影响控制大小便能力的培养。

（4）卫生习惯：从婴儿期起就应培养良好的卫生习惯，定时洗澡、勤剪指甲、勤换衣裤，不随地大小便。3 岁以后培养小儿自己早晚刷牙、饭后漱口、食前便后洗手的习惯。儿童应养成不喝生水、不食掉在地上的食物和未洗净的瓜果、不随地吐痰、不乱扔瓜果纸屑的良好卫生习惯。

（二）社会适应性的培养

从小培养儿童良好地适应社会的能力是促进儿童健康成长的重要内容之一。儿童的社会适应性行为是各年龄阶段相应神经心理发展的综合表现，与家庭环境、育儿方式、儿童性别、年龄、性格密切相关。

（1）独立能力：应在日常生活中培养婴幼儿的独立能力，如自行进食、控制大小便、独自睡觉、自己穿衣鞋等。年长儿则应培养其独立分析、解决问题的能力。

（2）控制情绪：儿童控制情绪的能力与语言、思维的发展和父母的教育有关。婴幼儿的生活需要依靠成人的帮助，父母及时应答儿童的需要有助于儿童心理的正常发育。儿童常因要求不能满足而不能控制自己的情绪，或发脾气，或发生侵犯行为，故成人对儿童的要求与行为应按社会标准或予以满足，或加以约束，或预见性地处理问题，减少儿童产生消极行为的机会。用诱导方法而不用强制方法处理儿童的行为问题可以减少对立情绪。

（3）意志：在日常生活、游戏、学习中应该有意识地培养儿童克服困难的意志，增强其自觉、坚持、果断和自制的能力。

（4）社交能力：从小给予儿童积极愉快的感受，如喂奶时不断抚摸孩子；与孩子眼对眼微笑说话；抱孩子，和其说话、唱歌；孩子会走后，常与孩子做游戏、讲故事，这些都会增强孩子与周围环境和谐一致的生活能力。注意培养儿童之间的互相友爱，鼓励孩子帮助朋友，倡导善良的品德。在游戏中学习遵守规则，团结友爱，互相谦让，学习与人相处。

（5）创造能力：人的创造能力与想象能力密切相关。启发式地向儿童提问题，引导儿童自己去发现问题和探索问题，可促进儿童思维能力的发展。通过游戏、讲故事、绘画、听音乐、表演、自制小玩具等可以培养儿童的想象能力和创造能力。

（三）父母和家庭对儿童心理健康的作用

父母的教养方式和态度、与小儿的亲密程度等与儿童个性的形成和社会适应能力的发展密切相关。从小与父母建立相依感情的儿童，日后会有良好的社交能力和人际关系；父母对婴儿的咿呀学语作出及时的应答可促进儿童的语言和社会性应答能力的发展；婴儿期与母亲接触密切的儿童，其语言和智能发育较好。父母采取民主方式教育的儿童善与人交往，机灵、大胆而有分析思考能力；反之，如父母常打骂儿童，则儿童缺乏自信心、自尊心，他们的戒备心理往往使他们对他人的行为和意图产生误解。父母过于溺爱的儿童缺乏独立性、任性，且情绪不稳定。父母是孩子的第一任老师，应提高自身的素质，言行一致，以身作则教育儿童。

五、定期健康检查

0~6 岁的散居儿童和托幼机构的集体儿童应进行定期的健康检查，系统观察小儿的生长发育、营养状况，及早发现异常，采取相应干预措施。

（一）新生儿访视

于新生儿出生 28 天内家访 3~4 次，高危儿应适当增加家访次数，主要由社区卫生服务中心的妇幼保健人员实施。家访的目的是早期发现问题，及时指导处理，降低新生儿的发病率或减轻发病的程度。家访内容包括：①了解新生儿出生情况；②回家后的生活情况；③预防接种情况；④喂养与护理指导；⑤体重测量；⑥体格检查，重点应注意有无产伤、黄疸、畸形、皮肤与脐部感染等；⑦咨询及指导。如在访视中发现严重问题应立即转医院诊治。

（二）儿童保健门诊

应按照各年龄期保健需要，定期到固定的社区卫生服务中心儿童保健科进行健康检查，通过连续的纵向观察可获得个体儿童的体格生长和社会心理发育趋势，以早期发现问题，给予正确的健康指导。定期检查的频度：6个月以内婴儿每月1次，7~12个月婴儿则2~3个月检查1次，高危儿、体弱儿宜适当增加检查次数。生后第2年、第3年每6个月1次，3岁以上每年1次。定期检查的内容包括：①体格测量及评价，3岁后每年测视力、血压1次；②全身各系统体格检查；③常见病的定期实验室检查，如缺铁性贫血、寄生虫病等，对临床可疑的疾病，如佝偻病、微量元素缺乏、发育迟缓等应进行相应的进一步检查。

六、体格锻炼

（一）户外活动

一年四季均可进行户外活动。户外活动可增加儿童对冷空气的适应能力，提高机体免疫力；接受日光直接照射还能预防佝偻病。带婴儿到人少、空气新鲜的地方，开始户外活动时间由每日1~2次，每次10~15分钟，逐渐延长到1~2小时，学龄儿童及青少年应该保证每天至少60分钟的身体活动；冬季户外活动时仅暴露面、手部，注意身体保暖。年长儿除恶劣天气外，鼓励多在户外玩耍。

（二）皮肤锻炼

（1）婴儿皮肤按摩：按摩时可用少量婴儿润肤霜使之润滑，在婴儿面部、胸部、腹部、背部及四肢有规律地轻柔捏握，每日早晚进行，每次15分钟以上。按摩可刺激皮肤，有益于循环、呼吸、消化功能及肢体肌肉的放松与活动；同时也是父母与婴儿之间最好的情感交流方式之一。

（2）温水浴：可提高皮肤适应冷热变化的能力，还可促进新陈代谢，增加食欲。冬季应注意室温、水温，做好温水浴前的准备工作，减少体表热能散发。

（3）擦浴：7~8个月以后的婴儿可进行身体擦浴。水温32~33℃，待婴儿适应后，水温可逐渐降至261。先用毛巾浸入温水，拧至半干，然后在婴儿四肢做向心性擦浴，擦毕再用干毛巾擦至皮肤微红。

（4）淋浴：适用于 3 岁以上儿童，效果比擦浴更好。每日 1 次，每次冲淋身体 20~40 秒钟，水温 35~36℃，浴后用干毛巾擦至全身皮肤微红。待儿童适应后，可逐渐将水温降至 26~28℃。

（三）身体活动

（1）婴儿被动操：被动操是指由成人给婴儿做四肢伸屈运动，可促进婴儿大运动的发育、改善全身血液循环，适用于 2~6 个月的婴儿，每日 1~2 次为宜。

（2）婴儿主动操：7~12 个月婴儿大运动开始发育，可训练婴儿爬、坐、仰卧起身、扶站、扶走、双手取物等动作。

（3）幼儿体操：12~18 个月幼儿学走尚不稳时，在成人的扶持下，帮助幼儿进行有节奏的活动。18 个月至 3 岁幼儿可配合音乐，做模仿操。

（4）儿童体操：如广播体操、健美操，以增进动作协调性，有益于肌肉骨骼的发育。

（5）游戏、田径与球类：年长儿可利用器械进行锻炼，如木马、滑梯，还可进行各种田径、球类、舞蹈、跳绳等活动。

七、意外事故预防

儿童意外伤害是 5 岁以下儿童死亡的首位原因，但是可以预防的。

（一）窒息与异物吸入

3 个月以内的婴儿应注意防止因被褥、母亲的身体、吐出的奶液等造成的窒息；较大婴幼儿应防止食物、果核、果冻、纽扣、硬币等异物吸入气管。

（二）中毒

保证儿童食物的清洁卫生，防止食物在制作、储备、出售过程中处理不当所致的细菌性食物中毒。避免食用有毒的食物，如毒蘑菇、含氰果仁（苦杏仁、桃仁、李仁等）、白果仁（白果二酸）、河豚、鱼苦胆等。药物应放置在儿童拿不到的地方；儿童内服、外用药应分开放置，防止误服外用药造成的伤害。

（三）外伤

婴幼儿居室的窗户、楼梯、阳台、睡床等都应置有栏杆，防止从高处跌落。妥善放置沸水、高温的油和汤等，以免造成烫伤。教育儿童不可随意玩火柴、煤气等危险物品。室内电器、电源应有防止触电的安全装置。

（四）溺水与交通事故

教育儿童不可独自或与小朋友去无安全措施的江河、池塘玩水。教育儿童遵守交通规则。

（五）教会孩子自救

如家中发生火灾拨打119，遭受外来人的侵犯拨打110，意外伤害急救拨打120。

第四章 儿科疾病诊治原则

第一节 儿科病史采集和体格检查

儿科的病史采集、体格检查和记录在内容、程序、方法以及分析判断等方面具有自身的特点，故在要求上与成人有一定差别。熟练掌握与此有关的方法和技巧，是开展儿科临床诊疗工作的基础。

医学的进步以及整体诊疗水平的提高，对医生运用系统医学知识、临床基本技能及正确的临床系统思维提出了更高的要求，熟练而规范地采集病史和进行体格检查并正规书写病历，对培养临床综合能力和确立疾病的诊断十分重要。临床实验室的发展和医疗诊断设备的更新，为疾病的诊断提供了更多、更精确的手段，但准确的病史资料采集和体格检查永远是正确诊断疾病的重要基础，病历记录则是最重要的医疗证据。

值得注意的是，如遇急诊或危重病人，应在简要评估病情的前提下先抢救，待病人病情稳定后再进行完整的病史采集和全面体格检查。

一、病史采集和记录

病史采集要准确。其要点是认真听、重点问，关键是从家长或监护人提供的信息中发现对病情诊断有用的线索。在病史询问过程中态度要和蔼亲切，语言要通俗易懂，要注重与家长的沟通，要让家长感觉到医护人员对孩子的关爱，以取得家长和孩子的信任，同时要尊重家长和孩子的隐私，并为其保密。切不可先入为主，尤其不能用暗示的语言或语气诱导家长主观期望的回答，这样会给诊断造成困难。病史采集内容包括：

（一）一般内容

正确记录患儿的姓名、性别、年龄（采用实际年龄：新生儿记录天数，婴儿记录月数，1 岁以上记录几岁几个月）、种族、父母或抚养人的姓名、职业、年龄、文化程度、家庭住址及（或）其他联系方式（如电话）、病史叙述者与病儿的关系以及病史的可靠程度。

（二）主诉

用病史提供者的语言概括主要症状或体征及其时间。例如"间歇腹痛 3 天""持续发烧 5 天"。

（三）现病史

为病历的主要部分。详细描述此次患病的情况，包括主要症状、病情发展和诊治经过。要特别注意以下几点：①主要症状要仔细询问，要注意问出症状的特征，如咳嗽的询问应包括：持续性还是间断性；剧烈还是轻咳；单声或连续性、阵发性咳嗽；有无鸡鸣样吼声；有无痰及其性状；咳嗽在一日中何时较重；有无伴随症状及诱因等。②有鉴别意义的有关症状包括阴性症状，也要询问并记录在病史中。③病后小儿的一般情况，如精神状态、吃奶或食欲情况、大小便、睡眠等以及其他系统的症状。④已经做过的检查和结果。⑤已经进行治疗的病人要询问用药的情况，如药物名称、剂量、给药方法、时间、治疗的效果及有无不良反应等。

（四）个人史

包括出生史、喂养史、生长发育史，根据不同的年龄和不同的疾病在询问时各有侧重详略。

（1）出生史：母孕期的情况；第几胎第几产；出生体重；分娩时是否足月、早产或过期产；生产方式；出生时有无窒息或产伤；Apgar 评分情况等。新生儿和小婴儿疑有中枢神经系统发育不全或智能发育迟缓等患儿，更应详细了解围生期的有关情况。

（2）喂养史：母乳喂养还是人工喂养或混合喂养，以何种乳品为主，配制方法，喂哺次数及量，断奶时间，添加辅食的时间、品种及数量，进食及大、小便情况。年长儿还应注意了解有无挑食、偏食及吃零食的习惯。了解喂养情况对患有营养性或消化系统疾病的小儿尤为重要。

（3）生长发育史：常用的生长发育指标有：体重和身高以及增长情况，前囟关闭及乳牙萌出的时间等；发育过程中何时能抬头、会笑、独坐、站立和走路；何时会有意识地叫爸爸、妈妈。学龄儿童还应询问在校学习情况和行为表现等。

（五）既往史

包括既往患病史和预防接种史。

（1）既往患病史：需详细询问既往患过的疾病、患病时间和治疗结果。应着重了解传染病史，如过去曾患过麻疹而此次有发热、皮疹的患儿，在综合分析时应多考虑其他发热出疹性疾病；认真了解有无药物或食物过敏史，并详细记录，以供治疗时参考。对于年长儿或病程较长的疑难病例，应对各系统进行系统回顾。

（2）预防接种史：对常规接种的疫苗均应逐一询问。何时接受过何种预防接种，具体次数，有无反应。接种非计划免疫范围的疫苗也应记录。

（六）家族史

家族中有无遗传性、过敏性或急、慢性传染病病人；如有，则应详细了解与患儿接触的情况。父母是否近亲结婚、母亲分娩情况、同胞的健康情况（死亡者应了解原因和死亡年龄）。必要时要询问家庭成员及亲戚的健康状况、家庭经济情况、居住环境、父母对患儿的关爱程度和对患儿所患疾病的认识等。

（七）传染病接触史

疑为传染性疾病者，应详细了解可疑的接触史，包括患儿与疑诊或确诊传染病者的关系、该病人的治疗经过和转归、患儿与该病人的接触方式和时间等。了解父母对传染病的认识和基本知识也有助于诊断。

二、体格检查

为了获得准确无误的体格检查资料，在采集病史时要创造一种自然轻松的氛围，以尽可能取得患儿的合作，而医生的表现是决定父母和（或）孩子合作程度的主要因素。

（一）体格检查的注意事项

（1）询问病史时就应该开始和患儿建立良好的关系。微笑，呼患儿的名字或小名、乳名，用表扬语言鼓励患儿或用手轻轻抚摸他，可以使患儿消除紧张心理；也可用听诊器或其他玩具逗患儿玩耍，以消除或减少恐惧，取得患儿的信任和合作；并同时观察患儿的精神状态、对外界的反应及智能情况。

（2）为增加患儿的安全感，检查时应尽量让患儿与亲人在一起，婴幼儿可坐或躺在家长的怀里检查，检查者顺应患儿的体位

（3）检查的顺序可根据患儿当时的情况灵活掌握。由于婴幼儿注意力集中时间短，因此在体格检查时应特别记住以下要点：安静时先检查心肺听诊、心率、呼吸次数或腹部触诊等易受哭闹影响的项目，一般在患儿开始接受检查时进行；容易观察的部位随时查，如四肢、躯干、骨骼、全身浅表淋巴结等；对患儿有刺激而患儿不易接受的部位最后检查，如口腔、咽部等，有疼痛的部位也应放在最后检查。

（4）检查时态度和蔼，动作轻柔，冬天时双手及所用听诊器胸件要温暖。检查过程中既要全面仔细，又要注意保暖，不要过多暴露身体部位以免着凉。对年长儿还要照顾他（她）们的害羞心理和自尊心。

（5）对急症或危重抢救病例，应先重点检查生命体征或与疾病有关的部位，全面的体格检查最好在病情稍稳定后进行，也可边抢救边检查。

（6）小儿免疫功能差，为防止交叉感染，应先清洗双手，使用一次性或消毒后的压舌板；检查者的工作衣和听诊器要勤消毒。

（二）检查方法

1. 一般状况

在询问病史的过程中，留心观察小儿的营养发育情况、神志、表情、对周围事物的反应、皮肤颜色、体位、行走姿势和孩子的语言能力等，由此得到的资料较为真实，可供正确判断一般情况。

2. 一般测量

包括体温、呼吸、脉搏、血压，还有身长、体重、头围、胸围等。

（1）体温：可根据小儿的年龄和病情选用测温的方法：①腋下测温法：最常用，也最安全、方便，但测量的时间偏长。将消毒的体温表水银头放在小儿腋窝中，将上臂紧压腋窝，保持至少 5 分钟，36～37℃：为正常。②口腔测温法：准确、方便，保持 3 分钟，37℃ 为正常，用于神志清楚而且配合的 6 岁以上小儿。③肛门内测温法：测温时间短，准确。小儿取侧卧位，下肢屈曲，将已涂满润滑油的肛表水银头轻轻插入肛门内 3～4cm，测温 3～5 分钟，36.5～37.5℃为正常，1 岁以内小儿、不合作的儿童以及昏迷、休克患儿可采用此方法。④耳内测温法：准确、快速，不会造成交叉感染，也不会激惹患儿，该方法目前在临床或家庭使用已较为普遍。

（2）呼吸、脉搏：应在小儿安静时进行。小儿呼吸频率可通过听诊或观察腹部起伏而得，也可将棉花少许置于小儿鼻孔边缘，观察棉花纤维的摆动而得。要同时观察呼吸的节律和深浅。对年长儿一般选择较浅的动脉如桡动脉来检查脉搏，婴幼儿亦可检查股动脉或通过心脏听诊来对比检测。要注意脉搏的速率、节律、强弱及紧张度。（3）血压：测量血压时应根据不同的年龄选择不同宽度的袖带，袖带的宽度通常应为上臂长度的 1/2～2/3。袖带尺寸不合适可影响测量准确性，过宽时测得的血压值较实际值偏低，过窄时则较实际值为高。新生儿多采用振荡法电子血压计测量血压。也可用简易潮红法测量：测量时使患婴仰卧位，将气带包裹于腕部（或踝部）以上，然后用加压绑带从肢体远端指（趾）尖向上，连续包裹至气带处，打气使压力达 200mmHg 或收缩压正常高限以上，将压力绑带去除，只见手或足的皮肤均泛白，然后以每秒钟降低 5mmHg 的速度放气，当气带远端手（或足）的皮肤刚出现潮红时，即为平均压；若有严重贫血、水肿及明显低温，则可影响观察结果；该测量方法已逐渐被电子血压计所取代。年龄越小，血压越低。不同年龄小儿血压的正常值可用公式推算：收缩压（mmHg）＝ 80＋（年龄×2）；舒张压应该为收缩压的 2/3。mmHg 与 kPa 的换算为：mmHg 测定值÷7.5＝kPa 值。

3. 皮肤和皮下组织

应在自然光线下观察才准确。在保暖的前提下仔细观察身体各部位皮肤的颜色，有无苍白、黄染、发绀、潮红、皮疹、瘀点（斑）、脱屑、色素沉着，毛发有无异常，触摸皮肤的弹性、皮下组织及脂肪的厚度，有无水肿及水肿的性质。

4. 淋巴结

包括淋巴结的大小、数目、活动度、质地、有无粘连和（或）压痛等。颈部、耳后、枕部、腹股沟等部位尤其要认真检查，正常情况下在这些部位可触及单个质软的黄豆大小的淋巴结，活动，无压痛。

5. 头部

（1）头颅：观察大小、形状，必要时测量头围；前囟大小及紧张度、有无凹陷或隆起；颅缝是否分离；小婴儿要观察有无枕秃和颅骨软化、血肿或颅骨缺损等。

（2）面部：有无特殊面容，眼距宽窄，鼻梁高低，注意双耳位置和形状等。

（3）眼、耳、鼻：有无眼睑水肿、下垂、眼球突出、斜视、结膜充血、眼分泌物、角膜混浊、瞳孔大小、形状、对光反射。检查双外耳道有无分泌物、局部红肿及外耳牵拉痛；若怀疑有中耳炎时应用耳镜检查鼓膜情况。观察鼻形，注意有无鼻翼扇动、鼻腔分泌物及通气情况。

（4）口腔：口唇色泽有无苍白、发绀、干燥、口角糜烂、疱疹。口腔内颊黏膜、牙龈、硬腭有无充血、溃疡、黏膜斑、鹅口疮，腮腺开口处有无红肿及分泌物，牙齿数目及龋齿数，舌质、舌苔颜色、是否有"草莓舌"等。咽部检查放在体格检查最后进行，医生一手固定小儿头部使其面对光源，一手持压舌板，在小儿张口时进入口腔，压住舌后根部，利用小儿反射性将口张大暴露咽部的短暂时间，迅速观察双侧扁桃体是否肿大，有无充血、分泌物、脓点、假膜及咽部有无溃疡、充血、滤泡增生、咽后壁脓肿等情况。

6. 颈部

颈部是否软，有无斜颈、短颈或颈蹼等畸形，颈椎活动情况；甲状腺有无肿大，气管位置；颈静脉充盈及搏动情况，有无颈肌张力增高或弛缓等。

7. 胸部

（1）胸廓：注意有无鸡胸、漏斗胸、肋骨串珠、肋膈沟、肋缘外翻等佝偻病的体征；胸廓两侧是否对称，心前区有无隆起，有无桶状胸，肋间隙饱满、凹陷、增宽或变窄等。

（2）肺：视诊应注意呼吸频率和节律有无异常，有无呼吸困难和呼吸深浅改变；吸气性呼吸困难时可出现吸气性凹陷，即锁骨上窝、胸骨上窝、肋间隙和剑突下在吸气时向内凹陷；呼气性呼吸困难时可出现呼气延长。触诊在年幼儿可利用啼哭或说话时进行。因小儿胸壁薄，叩诊反响比成人轻，故叩诊时用力要轻或可用直接叩诊法，用两个手指直接叩击胸壁。听诊时正常小儿呼吸音较成人响，呈支气管肺泡呼吸音，应注意听腋下、肩胛间区及肩胛下区有无异常，因肺炎时这些部位较易听到湿性啰音。听诊时尽量保持小儿安静，如小儿啼哭，在啼哭后深吸气时肺炎病人常容易被闻及细湿啰音。

（3）心：视诊时观察心前区是否隆起，心尖冲动强弱和搏动范围，正常小儿心尖冲动范围在 $2 \sim 3 cm^2$ 之内，肥胖小儿不易看到心尖冲动。触诊主要检查心尖冲动的位置及有无震颤，并应注意出现的部位和性质（收缩期、舒张期或连续性）。通过叩心界可估计心脏大小、形状及其在胸腔的位置，叩诊心界时用力要轻才易分辨清、浊音界线，3 岁以内婴幼儿一般只叩心脏左右界；叩左界时从心尖冲动点左侧起向右叩，听到浊音改变即为左界，记录为第几肋间左乳线外或内几厘米；叩右界时先叩出肝浊音界，然后在其上一肋间自右向左叩，有浊音改变时即为右界，以右胸骨线（胸骨右缘）外几厘米记录。小儿心脏听诊应在安静环境中进行，听诊器的胸件要小。小婴儿第一心音与第二心音响度几乎相等；随年龄的增长，心尖部第一心音较第二音响，而心底部第二心音超过第一心音。小儿时期肺动脉瓣区第二心音比主动脉瓣区第二心音响（P2>A2），有时可出现吸气性第二心音分裂。学龄前期及学龄儿童常于肺动脉瓣区或心尖部听到生理性收缩期杂音或窦性心律不齐。

8. 腹部

视诊在新生儿或消瘦小儿常可见到肠型或肠蠕动波，新生儿应注意脐部有无分泌物、出血、炎症、脐疝大小。触诊应尽量争取小儿的合作，可让其躺在母亲怀里或在哺乳时进行，检查者的手应温暖、动作轻柔。如小儿哭闹不止，可利用其吸气时作快速扪诊。检查有无压痛时主要观察小儿表情反应，不能完全依靠小儿回答。正常婴幼儿肝脏可在肋缘下 1~2cm 处扪及，柔软无压痛；6~7 岁后在肋下不可触及。小婴儿偶可触及脾脏边缘。叩诊可采用直接叩诊或间接叩诊法，其检查内容与成人相同。小儿腹部听诊有时可闻及肠鸣音亢进，如有血管杂音时应注意杂音的性质、强弱及部位。

9. 脊柱和四肢

注意有无畸形、躯干与四肢的比例和佝偻病体征，如 O 形或 X 形腿、手镯、脚镯样变、脊柱侧弯等；观察手、足指（趾）有无杵状指、多指（趾）畸形等。

10. 会阴、肛门和外生殖器

观察有无畸形（如先天性无肛、尿道下裂、两性畸形）、肛裂；女孩有无阴道分泌物、畸形；男孩有无隐睾、包皮过长、过紧、鞘膜积液和腹股沟疝等。

11. 神经系统

根据病种、病情、年龄等选择必要的检查。

（1）一般检查：观察小儿的神志、精神状态、面部表情、反应灵敏度、动作语言能力、有无异常行为等。

（2）神经反射：新生儿期特有的反射如吸吮反射、拥抱反射、握持反射是否存在。有些神经反射有其年龄特点，如新生儿和小婴儿期提睾反射、腹壁反射较弱或不能引出，但跟腱反射亢进，并可出现踝阵挛；2岁以下的小儿 Babinski 征可呈阳性，但一侧阳性，另一侧阴性则有临床意义。

（3）脑膜刺激征：如颈部有无抵抗、Kemig 征和 Bmdzinski 征是否阳性，检查方法同成人，由于小儿不配合，要反复检查才能正确判定。正常小婴儿由于在胎内时屈肌占优势，故生后头几个月 Kemig 征和 Bmdzinski 征也可阳性。因此，在解释检查结果的意义时一定要根据病情、结合年龄特点全面。

（三）体格检查记录方法

体格检查项目虽然在检查时无一定顺序，但结果记录应按上述顺序书写；不仅阳性体征应记录，重要的阴性体征结果也要记录。

第二节　儿科疾病治疗原则

儿童阶段是一个生长发育的连续过程，不同年龄阶段的小儿生理、病理和心理特点各异，在发病原因、疾病过程和转归等方面与成年人更有不同之处，因此在疾病的治疗和处理上须充分考虑年龄因素。不同年龄小儿的表达能力不同，更增加了儿科医护人员治疗过程中观察和判断的难度。由于小儿起病急，变化快，容易并发一个甚至多个器官或系统病变，故治疗措施既要适时、全面，又要仔细、突出重点；且在疾病的治疗过程中较成年人更需要爱心、耐心和精湛的医术，任何一个不恰当的处理方法或方式，都可能对小儿生理和心理等方面产生较长久甚至终身的不良影响，要求儿科临床工作者必须熟练掌握护理、饮食、用药和心理等各方面的治疗技术，使患儿身心顺利康复。

一、护理的原则

在疾病治疗过程中，儿科护理是极为重要的一个环节，许多治疗操作均通过护理工作来实施。良好的护理在促进患儿康复中起着很大的作用。护理工作不仅是护士的工作，儿科医师应关心和熟悉护理工作，医护密切协作，以提高治疗效果。

（一）细致的临床观察

临床所观察到的患儿不典型的或细微的表现，都应考虑其可能存在的病理基础。如婴儿哭闹可以是正常的生理要求，也可能是疾病的表现，细致的观察是鉴别两者的关键。

（二）合理的病室安排

病室要整齐、清洁、安静、舒适，空气新鲜、流通，温度适宜。为提高治疗和护理的质量，可按年龄、病种、病情轻重和护理要求合理安排病房及病区：①按年龄分病区：如新生儿和早产儿病室、年长儿病室、小婴儿病室等；②按病种分病区：将同类病儿集中管理，传染病则按病种隔离；③按病情分病房：重危者收住抢救监护病室，恢复期病儿可集中于一室。

（三）规律的病房生活

保证充足的睡眠和休息很重要，观察病情应尽量不影响患儿的睡眠，尽可能集中时间进行治疗和诊断操作，定时进餐。

（四）预防医源性疾病等

①防止交叉感染：医护人员在接触患儿前、后均应洗手，病室要定时清扫、消毒；②防止医源性感染：正确、规范地应用导尿、穿刺等各种治疗方法，定时检查消毒设备，防止感染的发生；③防止意外的发生：医护人员检查、处理完毕

后要及时拉好床栏，所用物品如体温计、药杯等用毕即拿走，以免小儿玩耍误伤，喂药、喂奶要将婴儿抱起，避免呛咳、呕吐引起窒息。

二、饮食治疗原则

根据病情选择适当的饮食有助于治疗和康复；不当的饮食可使病情加重，甚至危及生命。母乳是婴儿最佳食品；在疾病时，母乳喂养儿应继续喂以母乳。具体饮食治疗方法可详见第五章"营养和营养障碍疾病"。母乳以外的食品有：

（一）乳品

①各种婴儿或早产儿配方奶：供新生儿、早产儿食用；②脱脂奶：半脱脂或全脱脂奶，脂肪含量低，只供腹泻时或消化功能差者短期食用；③酸奶：牛乳加酸或经乳酸杆菌发酵成酸奶，其蛋白凝块小、易消化，供腹泻及消化力弱的病儿食用；④豆奶：适用于乳糖不耐受和牛乳过敏的小儿；⑤无乳糖奶粉（不含乳糖，含蔗糖、葡萄糖聚合体、麦芽糖糊精、玉米糖浆）：长期腹泻、有乳糖不耐受的婴儿应使用无乳糖奶粉；⑥低苯丙氨酸奶粉：用于确诊为苯丙酮尿症的婴儿；⑦氨基酸配方奶或深度水解奶：用于牛奶蛋白过敏等。

（二）一般膳食

①普通饮食：采用易消化、营养丰富、热能充足的食物；②软食：将食物烹调得细、软、烂，介于普通饮食和半流质饮食之间，如稠粥、烂饭、面条、馒头、肉末、鱼羹等，使之易于消化，适用于消化功能尚未完全恢复或咀嚼能力弱的病儿；③半流质饮食：呈半流体状或羹状，介于软食和流质饮食之间，由牛乳、豆浆、稀粥、烂面、蒸蛋羹等组成，可另加少量饼干、面包，适用于消化功能尚弱，不能咀嚼吞咽大块固体食物的病儿；④流质饮食：全部为液体，如牛乳、豆浆、米汤、蛋花汤、藕粉、果汁、牛肉汤等，不需咀嚼就能吞咽，且易于消化吸收，适用于高热、消化系统疾病、急性感染、胃肠道手术后的病儿，亦用于鼻饲。流质饮食供热能与营养素均低，只能短期应用。

（三）特殊膳食

①少渣饮食：纤维素含量少，对胃肠刺激性小，易消化，适用于胃肠感染、肠炎病儿；②无盐及少盐饮食：无盐饮食每日食物中含盐量在 3g 以下，烹调膳食不另加食盐；少盐饮食则每天额外供给 1g 氯化钠，供心力衰竭和肝、肾疾病导致的水肿患儿食用；③贫血饮食：每日增加含铁食物，如动物血、动物肝、各种肉类等；④高蛋白膳食：在一日三餐中添加富含蛋白质的食物，如鸡蛋、鸡、瘦肉、肝或豆制品等，适用于营养不良、消耗性疾病患儿；⑤低脂肪饮食：膳食中不用或禁用油脂、肥肉等，适用于肝病患儿；⑥低蛋白饮食：膳食中减少蛋白质含量，以糖类如马铃薯、甜薯、水果等补充热量，用于尿毒症、肝性脑病和急性肾炎的少尿期患儿；⑦低热能饮食：一日三餐的普通饮食中减少脂肪和糖类的含量，又要保证蛋白质和维生素的需要量，可选用鱼、蛋、豆类、蔬菜和瘦肉等，用于单纯性肥胖症的小儿；⑧代谢病专用饮食：如不含乳糖食物用于半乳糖血症病儿，低苯丙氨酸奶用于苯丙酮尿症小儿，糖尿病饮食等。

（四）检查前饮食

在进行某些实验室检查前对饮食有特别的要求，如：①潜血膳食：连续 3 天食用不含肉类、动物肝脏、血和绿叶蔬菜等的饮食，用于消化道出血的检查；②胆囊造影膳食：用高蛋白、高脂肪膳食如油煎荷包蛋等使胆囊排空，以检查胆囊和胆管功能；③干膳食：食用米饭、馒头、鱼、肉等含水分少的食物，以利于尿浓缩功能试验和 12 小时尿细胞计数等检查。

（五）禁食

因消化道出血或术后等原因不能进食的小儿，应注意静脉供给热量，并注意水、电解质平衡。

（六）肠内营养支持

指经口或以管饲的方法将特殊的配方直接注入胃、十二指肠或空场。肠内营养主要用于经口进食不能满足能量和营养需求，而又保留胃肠道功能的患儿。与肠外营养相比较，肠内营养有许多优点，能保持胃肠道功能、费用低、容易管理及安全性高等。当经口进食能满足能量和营养需求、生长发育能达到相应年龄时，可停止肠内营养。选择原则：肠内营养应保证能量和营养的均衡摄入，以适应儿童的正常生长发育；所需营养素应该与同年龄组健康人群摄入量一致，常用标准儿童营养液。对于特殊病人，如食物过敏或先天性代谢缺陷者，可采用特殊的肠内营养配方。选择肠内营养配方时还应考虑营养和能量的需求；食物不耐受与过敏情况；胃肠道功能；肠内配方给予的部位和途径；使用期间还需进行相关并发症的监测。

（七）肠外营养支持

肠外营养支持用于经口进食或肠内营养不能提供足够营养的患儿，其目的是预防和纠正营养不良、维持正常的生长发育，是维持生命的重要措施；全部采用肠道外营养时，称全肠道外营养。肠道外营养可产生相关的副作用，如导管相关的感染、胆汁淤积等；如肠内营养和人工喂养能够达到提供营养的目的，就不需要进行肠外营养；只要临床有可能，肠外营养应与一定量的肠内营养相结合，即部分肠道外营养，即使只是少量的肠道喂养（微量肠道营养），其效果也显著优于单纯全肠道外营养。临床上常根据病人的病情制定相应的个体化实施方案。

三、药物治疗原则

药物是治疗儿科疾病的很重要的手段，而其副作用、过敏反应和毒性作用常会对机体产生不良影响。药物作用的结果，不仅取决于药物本身的性质，且与病人的功能状态密切相关。儿童在体格发育和器官功能成熟方面都处于不断变化的过程中，具有独特的生理特点，对药物有特殊的反应性。因此，对小儿不同年龄的药动学和药效学的深入了解、慎重选择药物和合适的剂量十分重要；掌握药物的性能、作用机制、毒副作用、适应证和禁忌证，以及精确的剂量计算和适当的用药途径，是儿科用药的重要环节。

与成年人用药不同，由于儿童发育是连续的、非线性过程，年龄因素引起的生理差异在很大程度上影响药物的吸收、分布、代谢和排泄；而目前儿科用药多数属于处方说明书以外的使用，缺乏明确的药动学和药效学资料。发育药理学是近年来发展较快的一门研究儿童用药的学科，其主要研究内容也强调了儿童随年龄变化而显示的用药分布、作用机制和治疗特点。

（一）小儿药物治疗的特点

由于药物在体内的分布受体液的 pH、细胞膜的通透性、药物与蛋白质的结合程度、药物在肝脏内的代谢和肾脏排泄等因素的影响，小儿的药物治疗具有下述特点：

1. 药物在组织内的分布因年龄而异

如巴比妥类、吗啡、四环素在幼儿脑浓度明显高于年长儿。

2. 小儿对药物的反应因年龄而异

吗啡对新生儿呼吸中枢的抑制作用明显高于年长儿，麻黄碱使血压升高的作用在未成熟儿却低得多。

3. 肝脏解毒功能不足

特别是新生儿和早产儿，肝脏酶系统发育不成熟，对某些药物的代谢延长，药物的半衰期延长，增加了药物的血浓度和毒性作用。

4. 肾脏排泄功能不足

新生儿特别是未成熟儿的肾功能尚不成熟，药物及其分解产物在体内滞留的时间延长，增加了药物的毒、副作用。

5. 先天遗传因素

要考虑家族中有遗传病史的患儿对某些药物的先天性异常反应；如有耳聋基因异常者，氨基苷类药物应用易导致耳聋；对家族中有药物过敏史者要慎用某些药物。

（二）药物选择

选择用药的主要依据是小儿年龄、病种和病情，同时要考虑小儿对药物的特殊反应和药物的远期影响。

1. 抗生素

小儿容易患感染性疾病，故常用抗生素等抗感染药物。儿科工作者既要掌握抗生素的药理作用和用药指征，更要重视其毒、副作用的一面。对个体而言，除抗生素本身的毒、副作用而外，过量使用抗生素还容易引起肠道菌群失衡，使体内微生态紊乱，引起真菌或耐药菌感染；对群体和社会来讲，广泛、长时间地滥用广谱抗生素，容易产生微生物对药物的耐受性，进而对人们的健康产生极为有害的影响。临床应用某些抗生素时必须注意其毒、副作用，如肾毒性、对造血功能的抑制作用等。

2. 肾上腺皮质激素

短疗程常用于过敏性疾病、重症感染性疾病等；长疗程则用于治疗肾病综合征、某些血液病、自身免疫性疾病等。哮喘、某些皮肤病则提倡局部用药。在使用中必须重视其副作用：①短期大量使用可掩盖病情，故诊断未明确时一般不用；②较长期使用可抑制骨骼生长，影响水、电解质、蛋白质、脂肪代谢，也可引起血压增高和库欣综合征；③长期使用除以上副作用外，尚可导致肾上腺皮质萎缩，可降低免疫力使病灶扩散；④水痘患儿禁用糖皮质激素，以防加重病情。

3. 退热药

一般使用对乙酰氨基酚和布洛芬，剂量不宜过大，可反复使用。婴儿不宜使用阿司匹林，以免发生 Reye 综合征。

4. 镇静止喘药

在患儿高热、烦躁不安等情况下可考虑给予镇静药。发生惊厥时可用苯巴比妥、水合氯醛、地西泮等镇静止惊药。

5. 镇咳止喘药

婴幼儿一般不用镇咳药，多用祛痰药口服或雾化吸入，使分泌物稀释、易于咳出。哮喘病儿可局部吸入 β_2 受体激动剂类药物。

6. 止泻药与泻药

对腹泻患儿慎用止泻药，除用口服补液疗法防治脱水和电解质紊乱外，可适当使用保护肠黏膜的药物，或辅以微生态制剂以调节肠道的微生态环境。小儿便秘一般不用泻药，多采用调整饮食和松软大便的通便法。

7. 乳母用药

阿托品、苯巴比妥、水杨酸盐、抗心律失常药、抗癫痫药、抗凝血药等可经母乳影响哺乳婴儿，应慎用。

8. 新生儿、早产儿用药

幼小婴儿的肝、肾等代谢功能均不成熟，不少药物易引起毒、副作用，如磺胺类药可竞争白蛋白，使高胆红素血症中枢损害的风险增加、维生素 K_3 可引起溶血和黄疸、氯霉素可引起"灰婴综合征"等，故应慎重。

（三）给药方法

根据年龄、疾病及病情选择给药途径、药物剂型和用药次数，以保证药效和尽量减少对病儿的不良影响。在选择给药途径时，应尽量选用患儿和患儿家长可以接受的方式给药。

1. 口服法

是最常用的给药方法。幼儿用糖浆、水剂、冲剂等较合适，也可将药片捣碎后加糖水吞服，年长儿可用片剂或药丸。小婴儿喂药时最好将小儿抱起或头略抬高，以免呛咳时将药吐出。病情需要时可采用鼻饲给药。

2. 注射法

比口服法奏效快，但对小儿刺激大，肌内注射次数过多还可造成臀肌挛缩，影响下肢功能，故非病情必需不宜采用。肌内注射部位多选择臀大肌外上方；静脉推注多在抢救时应用；静脉滴注可使药物迅速达到有效血浓度，是住院病人常用的给药途径，使用时应根据年龄大小、药物半衰期、病情严重程度控制滴速和给药间隔。

在抗生素应用时间较长时，提倡使用序贯疗法，以提高疗效和减少抗生素的副作用。

3. 外用药

以软膏为多，也可用水剂、混悬剂、粉剂等。要注意小儿用手抓摸药物，误入眼、口引起意外。

4. 其他方法

肺泡表面活性物质，主要用于新生儿呼吸窘迫综合征，通过气道给药。雾化吸入常用于支气管哮喘病人；灌肠法小儿采用不多，可用缓释栓剂；含剂、漱剂很少用于小龄儿，年长儿可采用。

（四）药物剂量计算

小儿用药剂量较成人更须准确。可按以下方法计算：

1. 按体重计算

是最常用、最基本的计算方法，可算出每日或每次需用量：每日（次）剂量＝病儿体重（kg）×每日（次）每千克体重所需药量。须连续应用数日的药，如抗生素、维生素等，都按每日剂量计算，再根据药物半衰期分次服用；而临时对症治疗用药如退热、催眠药等，常按每次剂量计算。病儿体重应以实际测得值为准。年长儿按体重计算如已超过成人量，则以成人量为上限。

2. 按体表面积计算

此法较按年龄、体重计算更为准确，因其与基础代谢、肾小球滤过率等生理活动的关系更为密切。小儿体表面积计算公式为：

如体重≤30kg，小儿的体表面积（m^2）＝体重（kg）×0.035+0.1；

如体重>30kg，小儿体表面积（m^2）＝［体重（kg）-30］×0.02+1.05。

3. 按年龄计算

剂量幅度大、不需十分精确的药物，如营养类药物等可按年龄计算，比较简单易行。

4. 从成人剂量折算

小儿剂量＝成人剂量×小儿体重（kg）/50，此法仅用于未提供小儿剂量的药物，所得剂量一般都偏小，故不常用。

采用上述任何方法计算的剂量，还必须与病儿具体情况相结合，才能得出比较确切的药物用量，如：新生儿或小婴儿肾功能较差，一般药物剂量宜偏小；但对新生儿耐受较强的药物如苯巴比妥，则可适当增大用量；须通过血-脑屏障发挥作用的药物，如治疗化脓性脑膜炎的磺胺类药或青霉素类药物剂量也应相应增大。用药目的不同，剂量也不同，如阿托品用于抢救中毒性休克时的剂量要比常规剂量大几倍到几十倍。

四、心理治疗原则

儿童心理治疗是指根据传统的和现代的心理分析与治疗理论而建立的系统治疗儿童精神问题的方法，可分为个体心理治疗、群体治疗和家庭治疗等；包括儿童心理、情绪和行为问题、精神性疾病和心身性疾病等。

随着医学模式的转变，对小儿的心理治疗或心理干预不再仅仅是儿童心理学家和儿童精神病学家的工作，而应该贯穿于疾病的诊治过程中。由于心理因素在儿科疾病的治疗、康复中的重要性和普遍性越来越明显，要求儿科工作者在疾病的治疗中重视各种心理因素，学习儿童心理学的基本原理，掌握临床心理治疗和心理护理的基本方法。

儿童的心理、情绪障碍，如焦虑、退缩、抑郁和恐怖等，常常发生在一些亚急性、慢性非感染性疾病的病程中，尤其是在神经系统、内分泌系统、消化系统、循环和泌尿系统等疾病，在门诊及住院治疗的过程中容易发生心理和情绪障碍。心理和情绪障碍既是疾病的后果，又可能是使病情加重或是使治疗效果不佳的原因之一。心身性疾患产生的一些突出症状，如慢性头痛、腹痛、腹泻等常与器质性病变相交织，使已经存在的疾患变得更加顽固和复杂。

常用的心理治疗包括支持疗法、行为疗法、疏泄法等，对初次治疗者要细心了解、观察，不强求儿童改变其行为以适合治疗者的意愿，要尊重儿童有自我改善的潜在能力，以暗示和循循善诱帮助儿童疏泄其内心郁积的压抑，激发其情绪释放，以减轻其心理和精神障碍的程度，促进原发病的康复。

患病使小儿产生心理负担，又进入陌生的医院环境，容易焦虑、紧张甚至恐怖。常见的症状为出现哭闹或沉默寡言、闷闷不乐，有的患儿拒谈、拒绝治疗或整夜不眠。安静、舒适和整洁的环境、亲切的语言、轻柔的动作、和蔼的面孔和周到的服务是改善患儿症状的关键。护理人员应通过细致的观察使心理护理个体化，获得患儿的信任和配合，促进疾病的痊愈和身心的康复。

五、伦理学原则

病人应当享有治疗权、知情权、不受伤害权、自主权和隐私权，保护和实现这些权利是医学道德和伦理学基本要求。近十余年来，伦理问题受到高度重视。儿科医务人员必须考虑儿科工作的特点和患儿及其家属的心理、社会需要，在医疗过程中注意与成人治疗的区别，需要加强伦理学的视角，在工作中不断地学会站在病人的角度多为病人着想并且配合护理工作者开展医疗工作，以规范化的医疗服务于临床，以人性化的服务让病人满意、放心，本着为患儿终身负责的精神，做好每项医疗护理工作。

（一）自主原则与知情同意

现代儿科学比较强调儿童在医疗选择上的自主权，伦理学认为，一个行为个体是否应该具有医疗选择的自主权，并不取决于行为个体的年龄，而取决于行为个体是否具有行为能力。儿童有愿望、有能力体现个人自主权，而医师有责任在诊疗、预防及科研等各个领域对儿童自主权予以尊重。

（二）体检的伦理学问题

青春期是人生的重要转折期，处于青春发育期的青少年虽然还没有成年，但已经具备行为能力；躯体、心理都是一个逐渐成熟的过程，这需要医务工作者不要忽视从医学伦理学的角度去思考，从而使青春期儿童的诊疗更具人性化。对于青春期儿童，应注意尊重保密和保护个人隐私；尊重儿童自主权，这对敏感的青春期儿童尤为重要。

在毫无遮挡的情况下对患儿暴露体检，是忽视儿童隐私权的表现。体检中，应注意避免暴露与检查无关的部位，并使患儿乐于配合；在检查异性、畸形病人时，医师要注意态度庄重。

第三节　儿童液体平衡的特点和液体疗法

一、小儿液体平衡的特点

体液是人体的重要组成部分，保持其生理平衡是维持生命的重要条件。体液中水、电解质、酸碱度、渗透压等的动态平衡依赖于神经、内分泌、呼吸，特别是肾脏等系统的正常调节功能。小儿的水、电解质、酸碱及食物成分按单位体重的进出量大，尤其是婴儿在生后数月内肾功能不如成人健全，常不能抵御及纠正水或酸碱平衡紊乱，其调节功能极易受疾病和外界环境的影响而失调。由于这些生理特点，水、电解质和酸碱平衡紊乱在儿科临床中极为常见。

（一）体液的总量与分布

体液分布于血浆、组织间隙及细胞内，前两者合称为细胞外液。年龄愈小，体液总量相对愈多，这主要是间质液的比例较高，而血浆和细胞内液量的比例则与成人相近。在妊娠早期，胎儿单位体重水的比例相当大，随着妊娠的进程，胎儿体内实质部分逐渐增加，水的比例进行性下降。在胎儿期，25周时体液占体重的85%，其中细胞外液占60%；28周时占体重的80%；在足月儿，体液总量占体重的72%～78%。在新生儿早期，常有体液的迅速丢失，可达体重的5%或更多，即所谓的生理性体重下降，此时婴儿逐渐适应宫外的环境。经此调节后，体液约占体重的65%，在8岁时达成人水平（60%）。体液占体重的比例在婴儿及儿童时期相对保持恒定，这意味着此时体内脂肪及实质成分的增加与体液总量的增加是成比例的。在青春期，开始出现因性别不同所致的体内成分不同。正常性成熟男性肌肉总量较多而脂肪较少，而女性则有较多的脂肪、较少的肌肉组织。由于体内脂肪在男女性别间的差异，体液总量在男性占体重的60%，而在女性为55%。

（二）体液的电解质组成

细胞内液和细胞外液的电解质组成有显著的差别。细胞外液的电解质成分能通过血浆精确地测定。正常血浆阳离子主要为 Na^+、K^+、Ca^{2+} 和 Mg^{2+}，其中 Na^+ 含量占该区阳离子总量的90%以上，对维持细胞外液的渗透压起主导作用。血浆主要阴离子为 Cl^-、HCO_3^- 和蛋白，这3种阴离子的总电荷与总阴离子电位差称为未确定阴离子，主要由无机硫和无机磷、有机酸如乳酸、酮体等组成。组织间液的电解质组成除 Ca^{2+} 含量较血浆低一半外，其余电解质组成与血浆相同。细胞内液的电解质测定较为困难，且不同的组织间有很大的差异。细胞内液阳离子以 K^+、Ca^{2+}、Mg^{2+} 和 Na^+ 为主，其中 K^+ 占78%。阴离子以蛋白质、HCO_3^-、HPO_4^{2-} 和 Cl^- 等离子为主。

（三）小儿水的代谢特点

健康小儿尽管每天的水和电解质摄入量有很大的波动，但体内液体和电解质的含量保持着相当的稳定，即水的摄入量大致等于排泄量。

1. 水的生理需要量

水的需要量与新陈代谢、摄入热量、食物性质、经肾排出溶质量、不显性失水、活动量及环境温度有关。儿童水的需要量大，交换率快，其主要原因为小儿生长发育快；活动量大、机体新陈代谢旺盛；摄入热量、蛋白质和经肾排出的溶质量均较高；体表面积相对大、呼吸频率快使不显性失水较成人多。细胞组织增长时需积蓄水分也可增加水的1. 摄入，但以每天计算，其量是很少的。按体重计算，年龄愈小，每日需水量愈多。

2. 水的排出

水的排出机体主要通过肾（尿）途径排出水分，其次为经皮肤和肺的不显性失水和消化道（粪）排水，另有极少量的水贮存于体内供新生组织增长。正常情况下，水通过皮肤和肺的蒸发，即不显性失水，主要用于调节体温。汗液属显性失水，也是调节体温的重要机制，与环境温度及机体的散热机制有关。不显性失水常不被引起注意，但在较小的早产儿其量是相当可观的。每天人体产生热量的 1/4 左右是通过皮肤和肺蒸发水分而丧失的，且往往是失去纯水，不含电解质。小婴儿尤其是新生儿和早产儿要特别重视不显性失水量，新生儿成熟度愈低、体表面积愈大、呼吸频率快、体温及环境温度高、环境的水蒸气压越小以及活动量大，不显性失水量就多。不显性失水量不受体内水分多少的影响，即使长期不进水，机体也会动用组织氧化产生的和组织中本身含有的水分来抵偿，故在供给水分时应将其考虑在常规补液的总量内。

小儿排泄水的速度较成人快，年龄愈小，出入量相对愈多。婴儿每日水的交换量为细胞外液量的 1/2，而成人仅为 1/7，故婴儿体内水的交换率比成人快 3 ~ 4 倍。因婴儿对缺水的耐受力差，在病理情况下如进水不足同时又有水分继续丢失时，由于肾脏的浓缩功能有限，将比成人更易脱水。

3. 水平衡的调节

肾脏是唯一能通过其调节来控制细胞外液容量与成分的重要器官。蛋白质的代谢产物尿素、盐类（主要为钠盐）是肾脏主要的溶质负荷，必须有足够的尿量使其排出。肾脏水的排出与抗利尿激素（antidiuretic hormone，ADH）分泌及肾小管上皮细胞对 ADH 的反应性有密切关系。正常引起 ADH 分泌的血浆渗透压阈值为 280mOsm/L，血浆渗透压变化 1% ~ 2% 即可影响 ADH 分泌。当液体丢失达总量的 8% 或以上时，ADH 分泌即显著增加，严重脱水使 ADH 增加呈指数变化。

小儿的体液调节功能相对不成熟。正常情况下水分排出的多少主要靠肾脏的浓缩和稀释功能调节。肾功能正常时，水分摄入多，尿量就多；水分入量少或有额外的体液丢失（如大量出汗、呕吐、腹泻）而液体补充不足时，机体即通过调节肾功能，以提高尿比重、减少尿量的方式来排泄体内的代谢废物，最终使水的丢失减少。小儿年龄愈小，肾脏的浓缩和稀释功能愈不成熟。新生儿和幼婴由于肾小管重吸收功能发育尚不够完善，其最大的浓缩能力只能使尿液渗透压浓缩到约 700mOsm/L（比重 1.020），即在排出 1mmol 溶质时需带出 1.0~2.0ml 水；而成人的浓缩能力可使渗透压达到 1400m0sm/L（比重 1.035），只需 0.7ml 水即可排出 1mmol 溶质，因此小儿在排泄同等量溶质时所需水量较成人为多，尿量相对较多。当入水量不足或失水量增加时，易超过肾脏浓缩能力的限度，发生代谢产物滞留和高渗性脱水。另一方面，正常成人可使尿液稀释到 50~100m0sm/L（比重 1.003），而新生儿出生一周后肾脏稀释能力虽可达成人水平，但由于肾小球滤过率低，水的排泄速度较慢，若摄入水量过多又易致水肿和低钠血症。年龄愈小，肾脏排钠、排酸、产氨能力也愈差，因而也容易发生高钠血症和酸中毒。

二、水与电解质平衡失调

（一）脱水

是指水分摄入不足或丢失过多所引起的体液总量尤其是细胞外液量的减少，脱水时除丧失水分外，尚有钠、钾和其他电解质的丢失。体液和电解质丢失的严重程度取决于丢失的速度及幅度，而丢失体液和电解质的种类反映了水和电解质（主要是钠）的相对丢失率。

1. 脱水的程度

常以丢失液体量占体重的百分比来表示，体重的下降常是体液和电解质的丢失而非身体实质部分的减少。因病人常有液体丢失的病史及脱水体征，在临床如病人无近期的体重记录，体重下降的百分比常可通过体检及询问病史估计。一般根据前囟、眼窝的凹陷与否、皮肤弹性、循环情况和尿量等临床表现综合分析判断。常将脱水程度分为三度：

（1）轻度脱水：表示有 3%~5% 体重或相当于 30~50ml/kg 体液的减少。

（2）中度脱水：表示有 5%～10% 的体重减少或相当于体液丢失 50～100ml/kg。

（3）重度脱水：表示有 10% 以上的体重减少或相当于体液丢失 100～120ml/kg。

中度与重度脱水的临床体征常有重叠，有时使单位体重液体丢失难以精确计算。

2. 脱水的性质

常常反映了水和电解质的相对丢失量，临床常根据血清钠及血浆渗透压水平对其进行评估。血清电解质与血浆渗透压常相互关联，因为渗透压很大程度上取决于血清阳离子，即钠离子。低渗性脱水时血清钠低于 130mmol/L；等渗性脱水时血清钠在 130～150mmol/L；高渗性脱水时血清钠大于 150mmol/L。但在某些情况下，如发生在糖尿病病人存在酮症酸中毒时因血糖过高或在病人应用甘露醇后，血浆渗透压异常增高，此时的高渗性脱水也可发生在血清钠水平低于 150mmol/L。临床上以等渗性脱水最为常见，其次为低渗性脱水，高渗性脱水少见。

脱水的不同性质与病理生理、治疗及预后均有密切的关系。详细的病史常能提供估计失水性质与程度的信息，故应详细询问病人的摄入量与排出量、体重变化、排尿次数及频率、一般状况及儿童的性情改变。当患儿有腹泻数天，摄入水量正常而摄入钠盐极少时，常表现为低渗性脱水；当高热数天而摄入水很少时，将配方奶不正确地配成高渗或使用高渗性液体时，可出现高钠血症；当使用利尿剂、有肾脏失盐因素存在而摄入又不足时，可出现低钠血症。但是，当患儿有原发性或继发性肾源性尿崩症而水的摄入受限时，也可能发生高渗性脱水。一般腹泻的大便呈低渗，随着低渗液体的部分口服补充，使最终的脱水呈等渗性。

3. 临床表现

在等渗性脱水，细胞内外无渗透压梯度，细胞内容量保持原状，临床表现视脱水的轻重而异，临床表现在很大程度上取决于细胞外液的丢失量。应注意在严重营养不良儿往往对脱水程度估计过重。眼窝凹陷常被家长发现，其恢复往往是补液后最早改善的体征之一。

在低渗性脱水，水从细胞外进入细胞内，使循环容量在体外丢失的情况下，因水向细胞内转移更进一步减少，严重者可发生血压下降，进展至休克。由于血压下降，内脏血管发生反射性收缩，肾血流量减少，肾小球滤过率减低，尿量减少，而出现氮质血症。肾小球滤过率降低的另一后果是进入肾小管内的钠离子减少，因而钠离子几乎全部被重吸收，加之血浆容量缩减引起醛固酮分泌增加，钠离子的回吸收更为完全，故尿中钠、氯离子极度减少，尿比重降低。若继续补充非电解质溶液，则可产生水中毒、脑水肿等严重后果。由于低渗性脱水时细胞外液的减少程度相对较其他两种脱水明显，故临床表现多较严重。初期可无口渴的症状，除一般脱水现象如皮肤弹性降低、眼窝和前囟凹陷外，多有四肢厥冷、皮肤花斑、血压下降、尿量减少等休克症状。由于循环血量减少和组织缺氧，严重低钠者可发生脑细胞水肿，因此多有嗜睡等神经系统症状，甚至发生惊厥和昏迷。当伴有酸中毒时常有深大呼吸；伴低血钾时可出现无力、腹胀、肠梗阻或心律失常；当伴有低血钙、低血镁时可出现肌肉抽搐、惊厥和心电图异常等。

在高渗性脱水，水从细胞内转移至细胞外使细胞内外的渗透压达到平衡，其结果是细胞内容量降低。而此时因细胞外液得到了细胞内液体的补充，使临床脱水体征并不明显，皮肤常温暖、有揉面感；神经系统可表现为嗜睡，但肌张力较高，反射活跃。由于细胞外液钠浓度过高，渗透压增高，使体内抗利尿激素分泌增多，肾脏重吸收较多的水分，结果使尿量减少。细胞外液渗透压增高后，水由细胞内渗出以调节细胞内外的渗透压，结果使细胞内液减少。因细胞外液减少并不严重，故循环衰竭和肾小球滤过率减少都较其他两种脱水轻。由于细胞内缺水，患儿常有剧烈口渴、高热、烦躁不安、肌张力增高等表现，甚至发生惊厥。由于脱水后肾脏负担明显增加，既要尽量回吸收水分，同时又要将体内废物排出体外，如果脱水继续加重，最终将出现氮质血症。

（二）钾代谢异常

人体内钾主要存在于细胞内，细胞内钾浓度约为150mmol/L细胞液。正常血清钾维持在 3.5~5.0mmol/L，它在调节细胞的各种功能中起重要作用。

1. 低钾血症

当血清钾浓度低于 3.5mmol/L 时称为低钾血症。

（1）病因：低钾血症在临床较为多见，其发生的主要原因有：①钾的摄入量不足。②由消化道丢失过多：如呕吐、腹泻、各种引流或频繁灌肠而又未及时补充钾。③肾脏排出过多：如酸中毒等所致的钾从细胞内释出，随即大量地由肾脏排出。临床常遇到重症脱水、酸中毒病儿血清钾在正常范围，缺钾的症状也不明显，当输入不含钾的溶液后，由于血浆被稀释，钾随尿量的增加而排出；酸中毒纠正后钾则向细胞内转移；糖原合成时可消耗钾。由于上述原因，使血清钾下降，并出现低钾症状。此外有肾上腺皮质激素分泌过多如库欣综合征、原发性醛固酮增多症、糖尿病酮症酸中毒、甲状腺功能亢进、低镁、大量利尿、碳酸酐酶抑制剂的应用和原发性肾脏失钾性疾病如肾小管性酸中毒等也可引起低钾。④钾在体内分布异常：如在家族性周期性麻痹，病人由于钾由细胞外液迅速地移入细胞内而产生低钾血症。⑤各种原因的碱中毒。

（2）临床表现：低钾血症的临床表现不仅决定于血钾的浓度，而更重要的是缺钾发生的速度。当血清钾下降 1mmol/L 时，体内总钾减少已达 10%~30%，此时大多数患儿能耐受。起病缓慢者，体内缺钾虽达到严重的程度，而临床症状不一定很重。一般当血清钾低于 3mmol/L 时即可出现症状，包括：①神经、肌肉：神经、肌肉兴奋性降低，表现为骨骼肌、平滑肌及心肌功能的改变，如肌肉软弱无力，重者出现呼吸肌麻痹或麻痹性肠梗阻、胃扩张；膝反射、腹壁反射减弱或消失；②心血管：出现心律失常、心肌收缩力降低、血压降低、甚至发生心力衰竭；心电图表现为 T 波低宽、出现 U 波、QT 间期延长、T 波倒置以及 ST 段下降等；③肾损害低钾使肾脏浓缩功能下降，出现多尿，重者有碱中毒症状；长期低钾可致肾单位硬化、间质纤维化，在病理上与慢性肾盂肾炎很难区分。此外，慢性低钾可使生长激素分泌减少。

（3）低钾血症的治疗：低钾的治疗主要为补钾。一般每天可给钾 3mmol/kg，严重低钾者可给 4~6mmol/kg。补钾常以静脉输入，但如病人情况允许，口服缓慢补钾更安全。应积极治疗原发病，控制钾的进一步丢失。静脉补钾时应精确计算补充的速度与浓度，因细胞对钾的恢复速率有一定的限制，即使在严重低钾病人快速补钾也有潜在危险，包括引起致死性心律失常。肾功能障碍无尿时影响钾的排出，此时应见尿才能补钾。在补钾时应多次监测血清钾水平，有条件者给予心电监护。一般补钾的输注速度应小于每小时 0.3mmol/kg，浓度小于 40mmol/L（0.3%）。当低钾伴有碱中毒时，常伴有低氯，故采用氯化钾液补充可能是最佳策略。

2. 高钾血症

血清钾浓度>5.5mmol/L 时称为高钾血症。

（1）病因：高钾血症常见病因有：①肾衰竭、肾小管性酸中毒、肾上腺皮质功能低下等使排钾减少；②休克、重度溶血以及严重挤压伤等使钾分布异常；③由于输入含钾溶液速度过快或浓度过高等。

（2）临床表现：高钾血症的主要表现为：①心电图异常与心律失常：高钾血症时心率减慢而不规则，可出现室性期前收缩和心室颤动，甚至心搏停止。心电图可出现高耸的 T 波、P 波消失或 QRS 波群增宽、心室颤动及心脏停搏等。心电图的异常与否对决定是否需治疗有很大帮助。②神经、肌肉症状：高钾血症时患儿精神萎靡，嗜睡，手足感觉异常，腱反射减弱或消失，严重者出现弛缓性瘫痪、尿潴留甚至呼吸麻痹。

（3）高钾血症的治疗（图 4-1）：高血钾时，所有的含钾补液及口服补钾必须终止，其他隐性的钾来源，如抗生素、肠道外营养等也应注意。当血钾>6~6.5mmol/L 时，必须监测心电图以评估心律失常情况。高血钾治疗有两个基本目标：①防止致死性的心律失常；②去除体内过多的钾。为了减少心律失常而采取的降低血钾的措施往往是快速有效的，但是并不能去除体内过多的钾。快速降低高钾引起的心律失常风险的措施包括：通过快速静脉应用 5% 碳酸氢钠 3~5ml/kg，或葡萄糖加胰岛素（0.5~1g 葡萄糖/kg，每 3~4g 葡萄糖加 1 单位胰岛素），促进钾进入细胞内，使血清钾降低；β_2 肾上腺素能激动剂如沙丁胺醇 5μg/kg，经 15 分钟静脉应用或以 2.5mg~5mg 雾化吸入常能有效地降低血钾，并能持续 2

~4小时；以10%葡萄糖酸钙0.5ml/kg在数分钟内缓慢静脉应用，使心肌细胞膜稳定，可对抗高钾的心脏毒性作用，但同时必须监测心电图。上述方法都只是短暂的措施，体内总钾并未显著减少。将过多的钾从体内清除的措施包括：采用离子交换树脂（如聚磺苯乙烯）、血液或腹膜透析或连续血液净化等，这些措施效果常较明显。此外，对于假性醛固酮增多症，应用氢氯噻嗪常有效。

（三）酸碱平衡紊乱

正常儿童血pH与成人一样，均为7.4，但其范围稍宽，即7.35~7.45。人体调节pH在较稳定的水平取决于两个机制：①理化或缓冲机制，作为保护过多的酸或碱丢失；②生理机制，主要为肾脏和肺直接作用于缓冲机制，使其非常有效地发挥作用。血液及其他体液的缓冲系统主要包括两个方面：碳酸、碳酸氢盐系统和非碳酸氢盐系统。在血液非碳酸氢盐系统，主要为血红蛋白、有机及无机磷，血浆蛋白占较少部分。在间质液几乎无非碳酸氢盐缓冲系统。在细胞内液，碳酸、碳酸氢盐及非碳酸盐缓冲系统均起作用，后者主要由有机磷蛋白及其他成分组成。

酸碱平衡是指正常体液保持一定的[H^+]浓度。机体在代谢过程中不断产生酸性和碱性物质，必须通过体内缓冲系统以及肺、肾的调节作用使体液pH维持在7.40（7.35~7.45），以保证机体的正常代谢和生理功能。细胞外液的pH主要取决于血液中最重要的一对缓冲物质，即HCO和H_2CO_3两者含量的比值。正常HCO_3^-和H_2CO_3比值保持在20/1。当某种因素促使两者比值发生改变或体内代偿功能不全时，体液pH即发生改变，超出7.35~7.45的正常范围，出现酸碱平衡紊乱。肺通过排出或保留CO_2来调节血液中碳酸的浓度，肾脏承担排酸保钠。肺的调节作用较肾为快，但两者的功能均有一定限度。当肺呼吸功能障碍使CO_2排出过少或过多，使血浆中H_2CO_3的量增加或减少所引起的酸碱平衡紊乱，称为呼吸性酸中毒或碱中毒。若因代谢紊乱使血浆中H_2CO_3的量增加或减少而引起的酸碱平衡紊乱，则称为代谢性酸中毒或碱中毒。出现酸碱平衡紊乱后，机体可通过肺、肾调节使HCO_3^-/H_2CO_3的比值维持在20/1，即pH维持在正常范围内，称为代偿性代谢性（或呼吸性）酸中毒（或碱中毒）；如果 HCO_3/H_2CO_3 的比值不能维持在 20/1，即 pH 低于或高于正常范围，则称为失代偿性代谢性（或呼吸性）酸中毒（或碱中毒）。常见的酸碱失衡为单纯型（呼酸、呼碱、代酸、代碱），有时亦出现混合型。

1. 代谢性酸中毒

所有代谢性酸中毒都有下列两种可能之一：①细胞外液酸的产生过多；②细胞外液碳酸氢盐的丢失。前者常见有酮症酸中毒，肾衰竭时磷酸、硫酸及组织低氧时产生的乳酸增多。后者代谢性酸中毒是由于碳酸氢盐从肾脏或小肠液的丢失，常发生于腹泻、小肠瘘管的引流等。腹泻大便常呈酸性，这是由于小肠液在肠道经细菌发酵作用，产生有机酸，后者与碱性肠液中和，使最终大便仍以酸性为主。霍乱病人，由于短期内大量肠液产生，大便呈碱性。代谢性酸中毒时主要的缓冲成分是碳酸氢盐，也可通过呼吸代偿使 $PaCO_2$ 降低，但通过呼吸代偿很少能使血液 pH 完全达到正常。呼吸代偿只是改善 pH 的下降（部分代偿），完全代偿取决于肾脏酸化尿液，使血碳酸氢盐水平达到正常，再通过呼吸的重新调节，最终才能使血酸碱平衡达到正常。

代谢性酸中毒的治疗：①积极治疗缺氧、组织低灌注、腹泻等原发疾病；②采用碳酸氢钠或乳酸钠等碱性药物增加碱储备、中和 [H^+]。

一般主张当血气分析的 pH<7.30 时用碱性药物。所需补充的碱性溶液 mmol 数＝剩余碱（BE）负值×0.3×体重（kg），因 5%碳酸氢钠 1ml＝0.6mmol，故所需 5%碳酸氢钠量（ml）＝（−BE）x0.5x 体重（kg）。一般将碳酸氢钠稀释成 1.4%的溶液输入；先给予计算量的 1/2，复查血气后调整剂量。纠酸后钾离子进入细胞内使血清钾降低，游离钙也减少，故应注意补钾、补钙。

2. 阴离子间隙

在诊断单纯或混合性酸中毒时，阴离子间隙常有很大的帮助。阴离子间隙是主要测得阳离子与阴离子的差值。测得的阳离子为钠离子和钾离子，可测得的阴离子为氯和碳酸氢根。因钾离子浓度相对较低，在计算阴离子间隙时常忽略不计。

阴离子间隙＝Na^+－（Cl^-＋HCO_3^-），正常为 12mmol/L（范围：8～16mmol/L）。

由于阴离子蛋白、硫酸根和其他常规不测定的阴离子的存在，正常阴离子间隙为（12±4）mmol/L。AG 的增加几乎总是由于代谢性酸中毒所致。但是，不是所有的代谢性酸中毒均有 AG 增高。AG 增高见于代谢性酸中毒伴有常规不测定的阴离子如乳酸、酮体等增加。代谢性酸中毒不伴有常规不测定的阴离子增高时 AG 不增高，称为高氯性代谢性酸中毒。在高氯性代谢性酸中毒，碳酸氢根的降低被氯离子所替代，而后者可通过血清电解质的测量获得。计算阴离子间隙可发现常规不测定的阴离子或阳离子的异常增高。

当代谢性酸中毒由肾小管酸中毒或大便碳酸氢盐丢失引起时，阴离子间隙可以正常。当血浆碳酸氢根水平降低时，氯离子作为伴随钠在肾小管重吸收的主要阴离子，其吸收率增加、血浆氯离子增高，使总阴离子保持不变。

肾衰竭时血磷、血硫等有机阴离子的增加；糖尿病人的酮症酸中毒、乳酸性酸中毒、高血糖非酮症性昏迷、未定名的有机酸血症、氨代谢障碍等均可使阴离子间隙增加。阴离子间隙增加也见于大量青霉素应用后、水杨酸中毒等。

3. 代谢性碱中毒

原发因素是细胞外液强碱或碳酸氢盐的增加。主要原因有：①过度的氢离子丢失，如呕吐或胃液引流导致的氢和氯的丢失，最常见为先天性肥厚性幽门狭窄；②摄入或输入过多的碳酸氢盐；③由于血钾降低，肾脏碳酸氢盐的重吸收增加，原发性醛固酮增多症、库欣综合征等；④呼吸性酸中毒时，肾脏代偿性分泌氢，增加碳酸氢根重吸收，使酸中毒得到代偿，当应用机械通气后，血 $PaCO_2$ 能迅速恢复正常，而血浆 HCO_3^- 含量仍高，导致代谢性碱中毒；⑤细胞外液减少及近端肾小管 HCO_3^- 的重吸收增加。

代谢性碱中毒时为减少血 pH 的变化，会出现一定程度的呼吸抑制，以 $PaCO_2$ 略升高作为代偿，但这种代偿很有限，因为呼吸抑制时可出现低氧症状，后者又能刺激呼吸。通过肾脏排出 HCO_3^- 使血 pH 降低，此时常见有碱性尿（pH 可达 8.5～9.0）；当临床上常同时存在低血钾和低血容量时，除非给予纠正，碱中毒常较难治疗。

代谢性碱中毒无特征性临床表现。轻度代谢性碱中毒可无明显症状，重症者表现为呼吸抑制，精神软。当因碱中毒致游离钙降低时，可引起抽搐；有低血钾时，可出现相应的临床症状。血气分析见血浆 pH 增高，$PaCO_2$ 和 HCO_3^- 增高，常见低氯和低钾。典型的病例尿呈碱性，但在严重低钾时尿液 pH 也可很低。

代谢性碱中毒的治疗包括：①去除病因；②停用碱性药物，纠正水、电解质平衡失调；③静脉滴注生理盐水；④重症者给予氯化铵静脉滴注；⑤碱中毒时如同时存在低钠、低钾和低氯血症常阻碍其纠正，故必须在纠正碱中毒时同时纠正这些离子的紊乱。

4. 呼吸性酸中毒

是原发于呼吸系统紊乱，引起肺泡 PCO_2 增加所致。临床上许多情况可导致血二氧化碳分压增加，包括呼吸系统本身疾病，如肺炎、肺气肿、呼吸道阻塞（如异物、黏稠分泌物、羊水堵塞、喉头痉挛水肿）、支气管哮喘、肺水肿、肺不张、肺萎陷、呼吸窘迫综合征等；胸部疾病所致呼吸受限，如气胸、胸腔积液、创伤和手术等；神经-肌肉疾病，如重症肌无力、急性感染性多发性神经根炎、脊髓灰质炎等；中枢神经系统疾病如头颅损伤，麻醉药中毒以及人工呼吸机使用不当、吸入 CO_2 过多等。呼吸性酸中毒时通过肾脏代偿使血碳酸氢盐增加，同时伴有肾脏因酸化尿液、氯分泌增加（Cl^- 与 NH_3^- 交换）而致的血氯降低。在血 $PaCO_2 < 60mmHg$ 时常可通过代偿使 pH 维持正常。呼吸性酸中毒时常伴有低氧血症及呼吸困难。高碳酸血症可引起血管扩张，颅内血流增加，致头痛及颅内压增高，严重高碳酸血症可出现中枢抑制，血 pH 降低。

呼吸性酸中毒治疗主要应针对原发病，必要时应用人工辅助通气。

5. 呼吸性碱中毒

是由于肺泡通气过度增加致血二氧化碳分压降低所致。其原发病因可为心理因素所致的呼吸过度、机械通气时每分通气量太大，也可见于水杨酸中毒所致的呼吸中枢过度刺激、对 CO_2 的敏感性太高所致的呼吸增加。低氧、贫血、CO 中毒时呼吸加快，也可使 $PaCO_2$ 降低出现碱中毒。

呼吸性碱中毒临床主要出现原发疾病所致的相应症状及体征。急性低碳酸血症可使神经-肌肉兴奋性增加和因低钙所致的肢体感觉异常。血气分析见 pH 增加、$PaCO_2$ 降低、血 HCO_3^- 浓度降低、尿液常呈酸性。

呼吸性碱中毒的治疗主要针对原发病。

6. 混合性酸碱平衡紊乱

当有两种或以上的酸碱紊乱分别同时作用于呼吸或代谢系统称为混合性酸碱平衡紊乱。当代偿能力在预计范围之外时，就应考虑存在混合性酸碱平衡紊乱。例如糖尿病酮症酸中毒病人同时存在肺气肿，呼吸窘迫综合征（RDS）病人有呼吸性酸中毒与代谢性酸中毒同时存在时。呼吸系统本身存在的疾病阻碍了降低 $PaCO_2$ 的代偿机制，结果使 pH 下降显著。当慢性呼吸性酸中毒伴有充血性心力衰竭时，如过度使用利尿剂可出现代谢性碱中毒，此时血浆 HCO_3^- 水平和 pH 将高于单纯的慢性呼吸性酸中毒。肝衰竭时可出现代谢性酸中毒与呼吸性碱中毒，此时 pH 可能变化不大，但血浆 HCO_3^- 和 $PaCO_2$ 显著降低。

混合性酸碱平衡紊乱的治疗包括：①积极治疗原发病，保持呼吸道通畅，必要时给予人工辅助通气，使 pH 正常；②对高 AG 型代谢性酸中毒，以纠正缺氧、控制感染和改善循环为主；经机械通气改善肺氧合功能后，代谢性酸中毒亦可减轻或纠正，仅少数病人需补碱性药物；碱性药物应在保证通气的前提下使用。pH 明显低下时应立即用碱性药物。

7. 临床酸碱平衡状态的评估

临床上酸碱平衡状态常通过血 pH、$PaCO_2$ 及 HCO_3^- 三项指标来评估。pH 与 $PaCO_2$ 可直接测定，HCO_3^- 虽能直接测定，但常常用血清总二氧化碳含量，通过算图估计。应该指出的是一般血气分析仪只含测定 pH、$PaCO_2$ 和 PaO_2 三项指标的电极，HCO_3^- 是按 Henderson-Hasselbalch 方程计算的。

三、液体疗法时常用补液溶液

常用液体包括非电解质和电解质溶液。其中非电解质溶液常用 5% 或 10% 葡萄糖液，因葡萄糖输入体内将被氧化成水，故属无张力溶液。电解质溶液包括氯化钠、氯化钾、乳酸钠、碳酸氢钠和氯化铵等，以及它们的不同配制液。

口服补液盐（oral rehydration salts，ORS）是世界卫生组织推荐用以治疗急性腹渴合并脱水的一种溶液，经临床应用取得了良好效果，对发展中国家尤其适用。其理论基础是基于小肠的 Na^+-葡萄糖偶联转运吸收机制，即小肠上皮细胞刷状缘的膜上存在着 Na^+-葡萄糖共同载体，此载体上有 $Na+$-葡萄糖两个结合位点，当 Na^+-葡萄糖同时与结合位点相结合时即能运转，并显著增加钠和水的吸收。

目前有多种 ORS 配方。WHO2002 年推荐的低渗透压口服补盐液配方与传统的配方比较同样有效，但更为安全。该配方中各种电解质浓度为：Na^+ 75mmol/L，K^+ 20mmol/L，Cl^- 65mmol/L，柠檬酸根 10mmol/L，葡萄糖 75mmol/L。可用 NaCl 2.6g，柠檬酸钠 2.9g，氯化钾 1.5g，葡萄糖 13.5g，加水到 1000ml 配成。总渗透压为 245mOsm/L。ORS 一般适用于轻度或中度脱水无严重呕吐者，具体用法是：轻度脱水 50ml/kg、中度脱水 100ml/kg，在 4 小时内用完；继续补充量根据腹泻的继续丢失量而定，一般每次大便后给 10ml/kg。当患儿极度疲劳、昏迷或昏睡、腹胀者不适宜用 ORS。在用于补充继续损失量和生理需要量时，ORS 液需适当稀释。

四、液体疗法

液体疗法是儿科临床医学的重要组成部分，其目的是维持或恢复正常的体液容量和成分，以确保正常的生理功能。液体疗法包括了补充生理需要量、累计损失量及继续丢失量。上述每一部分都可独立地进行计算和补充。例如，对于空腹将接受外科手术的儿童，可能只需补充生理需要量和相应的电解质；而对于腹泻病人则需补充生理需要量、累计损失量和继续丢失量。由于体液失衡的原因和性质非常复杂，在制订补液方案时必须全面掌握病史、体检和实验资料及患儿的个体差异，分析三部分液体的不同需求，制订合理、正确的输液量、速度、成分及顺序。一般情况下，肾脏、肺、心血管及内分泌系统对体内液体平衡有较强的调节作用，故补液成分及量如基本合适，机体就能充分调整，以恢复体液的正常平衡；但如上述脏器存在功能不全，则应较严格地选择液体的成分，根据其病理生理特点选择补液量及速度，并根据病情变化而调整。

（一）生理需要量

生理需要量涉及热量、水和电解质。维持液量和电解质直接与代谢率相关，代谢率的变化可通过碳水化合物、脂肪和蛋白质氧化影响内生水的产生。肾脏的溶质排出可影响水的排出。由于 25% 的水是通过不显性失水丢失的，热量的产生必然会影响到水的丢失，故正常生理需要量的估计可按热量需求计算，一般按每代谢 100kcal 热量需 100~150ml 水；年龄越小需水相对越多，故也可按简易计算表计算。

生理需要量取决于尿量、大便丢失及不显性失水。大便丢失常可忽略不计，不显性失水约占液体丢失的 1/3，在发热时增加（体温每增加 1℃，不显性失水增加 12%），肺不显性失水在过度通气，如哮喘、酮症酸中毒时增加，在有湿化功能的人工呼吸机应用时肺不显性失水降低。在极低体重儿，不显性失水可多达每天 100ml/kg 以上。

电解质的需求包括每日出汗、正常大小便、生理消耗的电解质等，变化很大。平均钾、钠、氯的消耗量约 2~3mmol/100kcal。生理需要量应尽可能口服补充，不能口服或不足者可以静脉滴注 1/4~1/5 张含钠液，同时给予生理需要量的钾。发热、呼吸加快的患儿应适当增加进液量；营养不良者应注意热量和蛋白质补充；必要时用部分或全静脉营养。

（二）补充累积损失量

根据脱水程度及性质补充：即轻度脱水约 30~50ml/kg（体重）；中度为 50~100ml/kg；重度为 100~120ml/kg。通常对低渗性脱水补 2/3 张含钠液；等渗性脱水补 1/2 张含钠液；高渗性脱水补 1/3~1/5 张含钠液，如临床上判断脱水性质有困难，可先按等渗性脱水处理。补液的速度取决于脱水程度，原则上应先快后慢。对伴有循环不良和休克的重度脱水患儿，开始应快速输入等张含钠液（生理盐水或 2：1 等张液）按 20ml/kg 于 30 分钟~1 小时输入。其余累计损失量补充常在 8~12 小时内完成。在循环改善出现排尿后应及时补钾。酸碱平衡紊乱及其他电解质异常的纠正见本节"酸碱平衡紊乱"。对于高渗性脱水，需缓慢纠正高钠血症（每 24 小时血钠下降<10mmol/L），也可在数天内纠正。有时需用张力较高、甚至等张液体，以防血钠迅速下降出现脑水肿。

（三）补充继续丢失量

在开始补充累计损失量后，腹泻、呕吐、胃肠引流等损失大多继续存在，以致体液继续丢失，如不予以补充将又成为新的累计损失。此种丢失量依原发病而异，且每日可有变化，对此必须进行评估，根据实际损失量用类似的溶液补充。

第五章 营养和营养障碍疾病

充足的营养是小儿维持生命和身心健康极为重要的因素之一。在胎儿、婴幼儿时期，机体生长发育十分迅速，将完成生长发育的第一个高峰，同时脏器的形成和功能也不断发育成熟，尤其是中枢神经系统在生命最初 2~3 年内的发育最为迅速。早期营养供应失衡不仅影响儿童体格生长、大脑与认知功能的生长发育潜能，甚至可能引起成年后的一些慢性代谢疾病，如肥胖症、糖尿病、高血压等。重视儿童期营养，特别是加强对婴幼儿时期的营养管理，促进母乳喂养，及时纠正婴幼儿营养不良，将为终生健康奠定基础。

第一节 儿童营养基础

一、营养素与膳食营养素参考摄入量

营养是指人体获得和利用食物维持生命活动的整个过程。食物中经过消化、吸收和代谢能够维持生命活动的物质称为营养素。膳食营养素参考摄入量体系主要包括 4 个参数：平均需要量是某一特定性别、年龄及生理状况群体中对某营养素需要量的平均值，摄入量达到 EAR 水平时可以满足群体中 50% 个体的需要，是制定 RNI 的基础；推荐摄入量相当于传统使用的 RDA，可以满足某一特定性别、年龄及生理状况群体中绝大多数（97%~98%）个体对某种营养素需要量的摄入水平，长期摄入 RNI 水平，可以满足身体对该营养素的需要，RNI 的主要用途是作为个体每日摄入营养素的目标值；适宜摄入量当某种营养素的个体需要量研究资料不足，无法计算出 EAR，因而也无法获得 RNI 时可以通过观察或实验获得的健康人群某种营养素的摄入量来设定 AI，AI 不如 RNI 精确，可能高于

RNI；可耐受最高摄入量是平均每日可以摄入该营养素的最高量。当摄入量超过UL 而进一步增加时，发生毒副作用的危险性增加。

营养素分为：能量、宏量营养素（蛋白质、脂类、糖类或称为碳水化合物）、微量营养素（矿物质以及维生素）、其他膳食成分（膳食纤维、水、其他生物活性物质）。

儿童由于生长发育快、对营养需求高，而自身消化吸收功能尚不完善，正确的膳食行为有待建立，处理好这些矛盾对儿童健康成长十分重要。

（一）儿童能量代谢

人体能量代谢的最佳状态是达到能量消耗与能量摄入的平衡，能量缺乏和过剩都对身体健康不利。儿童总能量消耗量包括基础代谢率、食物的热效应、生长、活动和排泄 5 个方面。能量单位是千卡（kcal），或以千焦耳（kj）为单位，1kcal = 4.184kJ，或 1kj = 0.239kcal。

1. 基础代谢率（basal metabolic rate，BMR）

小儿基础代谢的能量需要量较成人高，随年龄增长逐渐减少。如婴儿的 BMR 约为 55kcal（230.12kJ）/（kg·d），7 岁时 BMR 为 44kcal（184.10kJ）/（kg·d），12 岁时每日约需 30kcal（125.52KJ）/（kg·d），成人时为 25kcal（104.6kJ）~30kcal（125.52kJ）/（kg·d）。

2. 食物特殊动力作用

食物中的宏量营养素代谢过程为人体提供能量，同时在消化、吸收过程中出现能量消耗额外增加的现象，即消耗能量。食物的热力作用与食物成分有关：碳水化合物的食物热力作用为本身产生能量的 6%，脂肪为 4%，蛋白质为 30%。婴儿食物含蛋白质多，食物特殊动力作用占总能量的 7%~8%，年长儿的膳食为混合食物，其食物特殊动力作用为 5%。

3. 活动消耗

儿童活动所需能量与身体大小、活动强度、活动持续时间、活动类型有关。

活动所需能量个体波动较大，并随年龄增长而增加。当能量摄入不足时，儿童可表现活动减少，以此节省能量，保证身体基本功能和满足重要脏器的代谢。

4. 排泄消耗

正常情况下未经消化吸收的食物的损失约占总能量的 10%，腹泻时增加。

5. 生长所需

组织生长合成消耗能量为儿童特有，生长所需能量与儿童生长的速度成正比，随年龄增长逐渐减少。

一般基础代谢占 50%，排泄消耗占能量的 10%，生长和运动所需能量占 32%~35%，食物的 TEF 占 7%~8%。<6 月龄婴儿能量平均需要量为 90kcal（376.56kJ）/（kg·d），7~12 月龄为 80kcal（334.72kJ）/（kg·d），1 岁后以每岁计算。

（二）宏量营养素

1. 蛋白质

构成人体蛋白质的氨基酸有 20 种，其中 9 种是必需氨基酸（亮氨酸，异亮氨酸，缬氨酸，苏氨酸，蛋氨酸，苯丙氨酸，色氨酸，赖氨酸，组氨酸），需要由食物提供。组成蛋白质的氨基酸模式与人体蛋白质氨基酸模式接近的食物，生物利用率高，称为优质蛋白质。优质蛋白质主要来源于动物和大豆蛋白质。

蛋白质主要功能是构成机体组织和器官的重要成分，次要功能是供能，占总能量的 8%~15%。1 岁内婴儿蛋白质的推荐摄入量（RNI）为 1.5~3g/（kg·d）。婴幼儿生长旺盛，保证优质蛋白质供给非常重要，优质蛋白质应占 50% 以上。食物的合理搭配及加工可达到蛋白质互补，提高食物的生物价值。例如小麦、米、玉米等赖氨酸含量低，蛋氨酸含量高，而豆类则相反，如两者搭配可互相弥补不足。如豆制品的制作可使蛋白质与纤维素分开，利于消化。

2. 脂类

包括脂肪（甘油三酯）和类脂，是机体的第二供能营养素。构成脂肪的基本单位是脂肪酸，有两种脂肪酸，即 n-3 型的 α-亚麻酸和 n-6 型的亚油酸是人体不能自身合成，必须由食物供给，称为必需脂肪酸，可在体内合成各种各样的长链和短链脂肪酸及体内各种脂肪。亚油酸可衍生多种 n-6 型多不饱和脂肪酸，如花生四烯酸。亚油酸在体内可转变成亚麻酸和花生四烯酸，故亚油酸是最重要的必需脂肪酸。α-亚麻酸可衍生多种 n-3 型的多不饱和脂肪酸，包括二十碳五烯酸（EPA）和二十二碳六烯酸（DHA）。这些必需脂肪酸对细胞膜功能、基因表达、防治心脑血管疾病和生长发育都有重要作用。n-3 型多不饱和脂肪酸对脑、视网膜、皮肤和肾功能的健全十分重要。

必需脂肪酸来源：主要来源于植物油，亚油酸主要存在于植物油、坚果类（核桃、花生）；亚麻酸主要存在于绿叶蔬菜、鱼类脂肪及坚果类。母乳含有丰富的必需脂肪酸。脂肪类的 AL 常用提供能量的百分比来表示脂肪类的 AI，6 个月以下婴儿占总能量的 45%~50%，必需脂肪酸应占脂肪所提供能量的 1%~3%。

3. 糖类

包括单糖（葡萄糖、双糖）和多糖（主要为淀粉），为供能的主要来源。各种糖类最终分解为葡萄糖才能被机体吸收和利用。体内可由蛋白质和脂肪转变为糖，故不需储备很多葡萄糖或其前体糖原。与脂肪一样可用提供能量的百分比来表示糖类的适宜摄入量。2 岁以上儿童膳食中，糖类所产的能量应占总能量的 55%~65%。糖类主要来源于谷类食物。

为满足儿童生长发育的需要，应首先保证能量供给，其次是蛋白质。宏量营养素应供给平衡，比例适当，否则易发生代谢紊乱。

（三）微量营养素

1. 矿物质

（1）常量元素：在矿物质中，人体含量大于体重的 0.01% 的各种元素称为常量元素，如钙、钠、磷、钾等，其中钙和磷接近人体总重量的 6%，二者构成人体的牙齿、骨骼等组织，婴儿期钙的沉积高于生命的任何时期，2 岁以下每日钙在骨骼增加约 200mg，非常重要。但钙摄入过量可能造成一定危害，需特别注意钙的补充控制在 UL 以下（例如 0～6 月龄，1000mg/d；7～12 月龄，1500mg/d）。乳类是钙的最好来源，大豆是钙的较好来源。

（2）微量元素：在体内含量很低，含量绝大多数小于人体重的 0.01%，需通过食物摄入，具有十分重要生理功能，如碘、锌、硒、铜、钼、铬、钴、铁、镁等，其中铁、碘、锌缺乏症是全球最主要的微量营养素缺乏症。

2. 维生素

是维持人体正常生理功能所必需的一类有机物质，在体内含量极微，但在机体的代i射所必需的酶或辅酶中发挥核心作用。这类物质有很多种类，但大部分不能在体内贮存，一旦缺乏发生，代谢过程就停滞或停止。这类物质分为脂溶性和水溶性两大类。对儿童来说维生素 A、D、C、B、K、叶酸是容易缺乏的维生素。

（四）其他膳食成分

1. 膳食纤维

指一大类重要的非营养物质，即不能被小肠消化吸收，可进入结肠发酵的碳水化合物，至少包括五种构成物，即纤维素、半纤维素、果胶、粘胶和木质素。主要功能：吸收大肠水分，软化大便，增加大便体积，促进肠蠕动等。膳食纤维不在小肠内消化和吸收，而在大肠被细菌分解，产生短链脂肪酸，降解胆固醇，改善肝代谢，预防肠萎缩。儿童可从谷类、新鲜蔬菜、水果中获得一定量的膳食纤维，小婴儿的膳食纤维主要来源是乳汁中未完全被消化吸收的乳糖、低聚糖或食物中未消化吸收的淀粉。

2. 水

儿童水的需要量与能量摄入、食物种类、肾功能成熟度、年龄等因素有关。婴儿新陈代谢旺盛，水的需要量相对较多，为 110～155ml/（kg·d），以后每 3 岁减少约 25ml/（kg·d）。

二、消化系统功能发育与儿童营养关系

儿科医生掌握与了解小儿消化系统解剖发育知识非常重要，如吸吮、吞咽的机制、食管运动、肠道运动发育、消化酶的发育水平等，可正确指导家长喂养婴儿，包括喂养的方法、食物的量以及比例等。

（一）消化酶的成熟与宏量营养素的消化、吸收

1. 蛋白质

出生时新生儿消化蛋白质能力较好。胃蛋白酶可凝结乳类，出生时活性低，3 个月后活性增加，18 个月时达成人水平。生后 1 周胰蛋白酶活性增加，1 个月时已达成人水平。

生后几个月小肠上皮细胞渗透性高，有利于母乳中的免疫球蛋白吸收，但也会增加异体蛋白（如牛奶蛋白、鸡蛋蛋白）、毒素、微生物以及未完全分解的代谢产物吸收机会，产生过敏或肠道感染。因此，对婴儿，特别是新生儿，食物的蛋白质摄入量应有一定限制。

2. 脂肪

新生儿胃脂肪酶发育较好；而胰脂肪酶几乎无法测定，2~3 岁后达成人水平。母乳的脂肪酶可补偿胰脂肪酶的不足。故婴儿吸收脂肪的能力随年龄增加而提高，28~34 周的早产儿脂肪的吸收率为 65%~75%；足月儿脂肪的吸收率为 90%；生后 6 个月婴儿脂肪的吸收率达 95% 以上。

3. 糖类

0~6 个月婴儿食物中的糖类主要是乳糖，其次为蔗糖和少量淀粉。肠双糖酶发育好，消化乳糖好。胰淀粉酶发育较差，3 个月后活性逐渐增高，2 岁达成人水平，故婴儿生后几个月消化淀粉能力较差，不宜过早添加淀粉类食物。

（二）进食技能的发育

1. 食物接受的模式发展

婴儿除受先天的甜、酸、苦等基本味觉反射约束外，通过后天学习形成味觉感知。味觉感知是食物取自价值的指示，对食物接受的模式发展具有重要作用。婴儿对能量密度较高的食物和感官好的食物易接受。儿童对食物接受的模式源于对多种食物刺激的经验和后天食物经历对基础味觉反应的修饰，提示学习和经历对儿童饮食行为建立具有重要意义。

2. 挤压反射

新生儿至3~4个月婴儿对固体食物出现舌体抬高、舌向前吐出的挤压反射。婴儿最初的这种对固体食物的抵抗可被认为是一种保护性反射，其生理意义是防止吞入固体食物到气管发生窒息，在转乳期用勺添加新的泥状食物时注意尝试8~10次才能成功。

3. 咀嚼

吸吮和吞咽是先天就会的生理功能，咀嚼功能发育需要适时的生理刺激，需要后天学习训练。转奶期及时添加泥状食物是促进咀嚼功能发育的适宜刺激，咀嚼发育完善对语言的发育也有直接影响。后天咀嚼行为的学习敏感期在4~6个月。有意训练7个月左右婴儿咬嚼指状食物、从杯中喡水，9个月始学用勺自食，1岁学用杯喝奶，均有利于儿童口腔发育成熟。

第二节　婴儿喂养

一、母乳喂养

（一）人乳的特点

人乳是满足婴儿生理和心理发育的天然最好食物，对婴儿的健康生长发育有不可替代作用。一个健康的母亲可提供足月儿正常生长到 6 个月所需要的营养素、能量、液体量。哺乳不仅供给婴儿营养，同时还提供一些可供婴儿生长发育的现成物质，如脂肪酶、SIgA 等，直到婴儿体内可自己合成。

1. 营养丰富

人乳营养生物效价高，易被婴儿利用。人乳含必需氨基酸比例适宜，为必需氨基酸模式。人乳所含酪蛋白为 β-酪蛋白，含磷少，凝块小；人乳所含白蛋白为乳清蛋白，促乳糖蛋白形成；人乳中酪蛋白与乳清蛋白的比例为 1∶4，与牛乳（4∶1）有明显差别，易被消化吸收。人乳中宏量营养素产能比例适宜。人乳喂养婴儿很少产生过敏。

人乳中乙型乳糖（β-双糖）含量丰富，利于脑发育；利于双歧杆菌、乳酸杆菌生长，并产生 B 族维生素；利于促进肠蠕动；乳糖在小肠远端与钙形成螯合物，降低钠在钙吸收时的抑制作用，避免了钙在肠腔内沉淀，同时乳酸使肠腔内 pH 下降，有利小肠钙的吸收。

人乳含不饱和脂肪酸较多，初乳中更高，有利于脑发育。人乳的脂肪酶使脂肪颗粒易于消化吸收。

人乳中电解质浓度低、蛋白质分子小，适宜婴儿不成熟的肾发育水平。人乳矿物质易被婴儿吸收，如人乳中钙、磷比例适当（2∶1），含乳糖多，钙吸收好；人乳中含低分子量的锌结合因子-配体，易吸收，锌利用率高；人乳中铁含量为 0.05mg/dl 与牛奶（0.05mg/dl）相似，但人乳中铁吸收率（49%）高于牛奶（4%）。

人乳中维生素 D 含量较低，母乳喂养的婴儿应补充维生素 D，并鼓励家长让婴儿生后尽早户外活动，促进皮肤的光照合成维生素 D；人乳中维生素 K 含量亦较低，除鼓励乳母合理膳食，多吃蔬菜、水果以外，乳母应适当补充维生素 K，以提高乳汁中维生素 K 的含量。

2. 生物作用

（1）缓冲力小：人乳 pH 为 3.6（牛奶 pH 5.3），对酸碱的缓冲力小，不影响胃液酸度（胃酸 pH 0.9~1.6），有利于酶发挥作用。

（2）含不可替代的免疫成分（营养性被动免疫）：初乳含丰富的 SIgA，早产儿母亲乳汁的 SIgA 高于足月儿。人乳中的 SIgA 在胃中稳定，不被消化，可在肠道发挥作用。SIgA 黏附于肠黏膜上皮细胞表面，封闭病原体，阻止病原体吸附于肠道表面，使其繁殖受抑制，保护消化道黏膜，抗多种病毒、细菌。

人乳中含有大量免疫活性细胞，初乳中更多，其中 85%~90% 为巨噬细胞，10%~15% 为淋巴细胞；免疫活性细胞释放多种细胞因子而发挥免疫调节作用。人乳中的催乳素也是一种有免疫调节作用的活性物质，可促进新生儿免疫功能的成熟。

人乳含较多乳铁蛋白，初乳中含量更丰富（可达 1741mg/L），是人乳中重要的非特异性防御因子。人乳的乳铁蛋白对铁有强大的螯合能力，能夺走大肠埃希菌、大多数需氧菌和白念珠菌赖以生长的铁，从而抑制细菌的生长。

人乳中的溶菌酶能水解革兰氏阳性细菌胞壁中的乙酰基多糖，使之破坏并增强抗体的杀菌效能。人乳的补体及双歧因子含量也远远多于牛乳，后者能促进双歧杆菌生长。

低聚糖是人乳所特有的。人乳中低聚糖与肠黏膜上皮细胞的细胞黏附抗体的结构相似，可阻止细菌黏附于肠黏膜，促使双歧杆菌、乳酸杆菌生长。

（3）生长调节因子：为一组对细胞增殖、发育有重要作用的因子，如牛磺酸、激素样蛋白（上皮生长因子、神经生长因子），以及某些酶和干扰素。

3. 其他

母乳喂养还有经济、方便、温度适宜、有利于婴儿心理健康的优点。母亲哺乳可加快乳母产后子宫复原，减少再受孕的机会。

(二) 人乳的成分变化

1. 各期人乳成分

初乳为孕后期与分娩4~5日以内的乳汁；5~14日为过渡乳；14日以后的乳汁为成熟乳。人乳中的脂肪、水溶性维生素、维生素A、铁等营养素与乳母饮食有关，而维生素D、E、K不易由血进入乳汁，故与乳母饮食成分关系不大。

初乳量少，淡黄色，碱性，比重1.040~1.060（成熟乳1.030），每日量约15~45ml；初乳含脂肪较少而蛋白质较多（主要为免疫球蛋白）；初乳中维生素A、牛磺酸和矿物质的含量颇丰富，并含有初乳小球（充满脂肪颗粒的巨噬细胞及其他免疫活性细胞），对新生儿的生长发育和抗感染能力十分重要。随哺乳时间的延长，蛋白质与矿物质含量逐渐减少。各期乳汁中乳糖的含量较恒定。

2. 哺乳过程的乳汁成分变化

每次哺乳过程乳汁的成分亦随时间而变化。如将哺乳过程分为三部分，即第一部分分泌的乳汁脂肪低而蛋白质高，第二部分乳汁脂肪含量逐渐增加而蛋白质含量逐渐降低，第三部分乳汁中脂肪含量最高。

3. 乳量

正常乳母平均每天泌乳量随时间而逐渐增加，成熟乳量可达700~1000ml。一般产后6个月乳母泌乳量与乳汁的营养成分逐渐下降。判断奶量是否充足应根据婴儿体重增长情况、尿量多少与睡眠状况等综合考虑。劝告母亲不要轻易放弃哺乳。

(三) 建立良好的母乳喂养的方法

成功的母乳喂养应当是母子双方都积极参与并感到满足。当母亲喂养能力提高，婴儿的摄乳量也将提高。因此，建立良好的母乳喂养有三个条件，一是孕母能分泌充足的乳汁；二是哺乳时出现有效的射乳反射；三是婴儿有力的吸吮。世界卫生组织（WHO）和我国卫生部制定的《婴幼儿喂养策略》建议生后6个月内完全接受母乳喂养。

1. 产前准备

大多数健康的孕妇都具有哺乳的能力，但真正成功的哺乳则需孕妇身、心两方面的准备和积极的措施。保证孕母合理营养，孕期体重增加适当（12~14kg），母体可贮存足够脂肪，供哺乳能量的消耗。

2. 乳头保健

孕母在妊娠后期每日用清水（忌用肥皂或酒精之类）擦洗乳头；乳头内陷者用两手拇指从不同的角度按捺乳头两侧并向周围牵拉，每日1至数次；哺乳后可挤出少许乳汁均匀地涂在乳头上，乳汁中丰富的蛋白质和抑菌物质对乳头表皮有保护作用。这些方法可防止因出现乳头皲裂及乳头内陷而中止哺乳。

3. 尽早开奶、按需哺乳

吸吮是促进泌乳的关键点和始发动力。0~2个月的小婴儿每日多次、按需哺乳，使吸吮有力，乳头得到多次刺激，乳汁分泌增加。有力的吸吮使催乳素在血中维持较高的浓度，产后2周乳晕的传入神经特别敏感，诱导缩宫素分泌的条件反射易于建立，是建立母乳喂养的关键时期。吸吮是主要的条件刺激，应尽早开奶（产后15分钟~2小时内）。尽早开奶可减轻婴儿生理性黄疸，同时还可减轻生理性体重下降、低血糖的发生。

4. 促进乳房分泌

吸乳前让母亲先热敷乳房，促进乳房血液循环流量。2~3分钟后，从外侧边缘向乳晕方向轻拍或按摩乳房，促进乳房感觉神经的传导和泌乳。两侧乳房应先后交替进行哺乳。若一侧乳房奶量已能满足婴儿需要，则可每次轮流哺喂一侧乳房，并将另一侧的乳汁用吸奶器吸出。每次哺乳应让乳汁排空。泌乳有关的多种激素均直接或间接地受下丘脑调节，而下丘脑功能与情绪有关。因此乳母身心愉快、避免精神紧张，可促进泌乳。

5. 正确的喂哺技巧

包括刺激婴儿的口腔动力，有利于吸吮；唤起婴儿的最佳进奶状态（清醒状态、有饥饿感），哺乳前让婴儿用鼻推压或用舌舔母亲的乳房，哺乳时婴儿的气味、身体的接触刺激乳母的射乳反射。采用最适当的哺乳姿势，使母亲与婴儿均感到放松。

（四）不宜哺乳的情况

凡是母亲感染 HIV、患有严重疾病应停止哺乳，如慢性肾炎、糖尿病、恶性肿瘤、精神病、癫痫或心功能不全等。乳母患急性传染病时，可将乳汁挤出，经消毒后哺喂。乙型肝炎的母婴传播主要发生在临产或分娩时，是通过胎盘或血液传递的，因此乙型肝炎病毒携带者并非哺乳的禁忌证。母亲感染结核病，经治疗，无临床症状时可继续哺乳。

二、部分母乳喂养

同时采用母乳与配方奶或兽乳喂养婴儿为部分母乳喂养，有两种方法。

（一）补授法

母乳喂养的婴儿体重增长不满意时，提示母乳不足。补授时，母乳哺喂次数一般不变，每次先哺母乳，将两侧乳房吸空后再以配方奶或兽乳补足母乳不足部分，适合 6 个月内的婴儿。这样有利于刺激母乳分泌。补授的乳量由小儿食欲及母乳量多少而定，即"缺多少补多少"。

（二）代授法

用配方奶或兽乳替代一次母乳量，为代授法。母乳喂养婴儿准备断离母乳开始引入配方奶或兽乳时宜采用代授法。即在某一次母乳哺喂时，有意减少哺喂母乳量，增加配方奶量或兽乳，逐渐替代此次母乳量。依此类推直到完全替代所有的母乳。

三、人工喂养

由于各种原因不能进行母乳喂养时，完全采用配方奶或其他兽乳，如牛乳、羊乳、马乳等喂哺婴儿，称为人工喂养。配方奶粉是以牛乳为基础的改造奶制品，使宏量营养素成分尽量"接近"于人乳，使之适合于婴儿的消化能力和肾功能，如降低其酪蛋白、无机盐的含量等；添加一些重要的营养素，如乳清蛋白、不饱和脂肪酸、乳糖；强化婴儿生长时所需要的微量营养素如核苷酸、维生素 A、D、β 胡萝卜素和微量元素铁、锌等。使用时按年龄选用。在不能进行母乳喂养时，配方奶应作为优先选择的乳类来源。

（一）正确的喂哺技巧

与母乳喂养一样，人工喂养喂哺婴儿亦需要有正确的喂哺技巧，包括正确的喂哺姿势、婴儿完全醒觉状态，还应注意选用适宜的奶嘴和奶瓶、奶液的温度、喂哺时奶瓶的位置。喂养时婴儿的眼睛尽量能与父母（或喂养者）对视。

（二）摄入量估计

婴儿的体重、RNIs 以及配方制品规格是估计婴儿配方摄入量的必备资料，应该按照配方奶的说明进行正确配制。一般市售婴儿配方 100g 供能约 500kcal，以<6 月龄婴儿为例，能量需要量为 90kcal/（kg·d），故需婴儿配方奶粉约 18g/（kg·d）或 135ml/（kg·d。）

四、婴儿食物转换

婴儿期随着生长发育的逐渐成熟，需要进入到由出生时的纯乳类向固体食物转换的换乳期。换乳期的泥状食物是人类生态学发展中不可逾越的食物形态，它不仅提供营养素，对儿童消化功能发育以及进食能力和行为的养成还有重要促进作用，应引起儿科医师重视。

（一）不同喂养方式婴儿的食物转换

婴儿喂养的食物转换过程是让婴儿逐渐适应各种食物的味道、培养婴儿对其他食物感兴趣、逐渐由乳类为主要食物转换为进食固体为主的过程。母乳喂养婴儿的食物转换问题是帮助婴儿逐渐用配方奶或兽乳完全替代母乳，同时引入其他食物；部分母乳喂养和人工喂养婴儿的食物转换是逐渐引入其他食物。

（二）转乳期食物（也称辅助食品）

转乳期食物是除母乳或配方奶（兽乳）外，为过渡到成人固体食物所添加的富含能量和各种营养素的半固体食物（泥状食物）和固体食物。给婴儿引入食物的时间和过程应适合婴儿的接受能力，保证食物的结构、风味等能够被婴儿接受。

添加辅助食品（常简称辅食）应根据婴儿体格生长、神经发育、摄食技能、社交技能几方面发育状况决定引入其他食物，一般应在婴儿体重达 6.5~7kg，能保持姿势稳定、控制躯干运动、扶坐、从勺进食等，此时年龄多为 4~6 月龄。

辅助食品引入的原则：

（1）从少到多：即在哺乳后立即给予婴儿少量含强化铁的米粉，用勺进食，6~7 月龄后可代替 1 次乳量。

（2）从一种到多种：如蔬菜的引入，应每种菜泥（茸）尝 1~2 次/日，直至3~4 日婴儿习惯后再换另一种，以刺激味觉的发育。单一食物引入的方法可帮助了解婴儿是否出现食物过敏。

（3）从细到粗：从泥（茸）状过渡到碎末状可帮助学习咀嚼，增加食物的能量密度。

（4）从软到硬：随着婴儿年龄增长，其食物有一定硬度可促进孩子牙齿萌出和咀嚼功能形成。

（5）注意进食技能培养：尽量让孩子主动参与进食，如 7~9 个月孩子可抓食，1 岁后可自己用勺进食，既可增加婴儿进食的兴趣，又有利于眼手动作协调和培养独立能力。不宜使用强迫、粗暴的被动喂养方式导致婴幼儿产生厌倦和恐惧进食的心理反应。

第三节　幼儿营养

一、营养特点

体格生长速度减慢，但仍处于快速生长发育的时期，且活动量加大，仍需保证充足的能量和优质蛋白质的摄入。咀嚼和胃肠消化吸收能力尚未健全，喂养不当易发生消化紊乱。心理上逐渐向个性化发展，自我喂哺的意识强烈，能逐渐自己使用杯子、汤匙进食，但容易出现与进食相关的逆反心理。

二、膳食安排及进食技能培养

幼儿膳食中各种营养素和能量的摄入需满足该年龄阶段儿童的生理需要。蛋白质每日 40g 左右，其中优质蛋白（动物性蛋白质和豆类蛋白质）应占总蛋白的 1/2。蛋白质、脂肪和糖类产能之比约为 10%~15%：30%~35%：50%~60%。幼儿进餐应有规律，包括定时、定点、适量进餐，每日 4~5 餐为宜，即早、中、晚正餐、点心 1~2 次，进餐时间 20~25 分/次为宜。培养儿童自我进食技能的发展，不规定进食方法（手抓、勺、筷），不强迫进食，2 岁后应自我、自由进食。

第四节　学龄前儿童营养

一、营养特点

生长发育平稳发展，但仍需充足营养素。口腔功能较成熟，消化功能逐渐接近成人，已可进食家庭成人食物。不少儿童进入幼儿园集体生活，随着活动能力的增大，食物的分量要随之增加，并引导孩子良好而又卫生的饮食习惯。功能性便秘、营养性缺铁性贫血、肥胖在该年龄时期发病率较高，应得到足够重视。

二、膳食建议

谷类所含有的丰富碳水化合物为能量的主要来源；蛋白质每天 30~35g 左右，蛋白质供能占总能量的 14%~15%，并建议一半来源于动物性食物蛋白质；足量的乳制品、豆制品摄入以维持充足的钙营养。注意每天适量的膳食纤维，全麦面包、麦片粥、蔬菜是膳食纤维的主要来源。少油煎、油炸食物、高糖饮料，科学吃零食。学习遵守餐桌礼仪，鼓励儿童参与餐前准备工作，注意口腔卫生。

第五节　学龄儿童和青少年营养

一、营养特点

多数学龄儿童体格仍维持稳步的增长，乳牙脱落，恒牙萌出，口腔咀嚼吞咽功能发育成熟，消化吸收能力基本达成人水平。学龄儿童学习任务重、体育活动量大，能量摄入量需满足生长速度、体育活动需要。青少年时期生长发育为第二高峰，总能量的 20%~30% 用于生长发育；骨骼快速生长，青春期增加 45% 骨量，矿物质如钙的需求量要大于儿童期或成年期；各种维生素的需要亦增加。家庭、同伴、教师、媒体和广告等因素影响着学龄期特别是青春期儿童的饮食行为。注意营养性缺铁性贫血、神经性厌食和超重/肥胖的及早预防。

二、膳食安排与营养知识教育

学龄儿童、青少年膳食安排与成人相同，需保证足够的能量和蛋白质的摄入，主食宜选用可保留 B 族维生素的加工粗糙的谷类，据季节及供应情况做到食物种类多样性，搭配合理；提供含钙丰富的食物，如乳类和豆制品。

教育学龄儿童、青少年有关预防营养性疾病的科普知识，使青少年学会选择有益健康的食物。如教育儿童与家长膳食平衡，参考"中国居民平衡膳食宝塔"

养成良好饮食习惯，以及预防慢性非感染性疾病如肥胖症、糖尿病、心脏病和高血压的知识。

第六节 儿童营养状况评价

儿童营养状况评价包括临床表现、体格发育评价、膳食调查以及实验室检查四方面进行综合。

（一）体格检查

除常规体格检查外，注意有关营养素缺乏体征。

（二）体格生长评价

见"生长发育"。

（三）膳食调查

按工作要求选择不同方法。

（一）膳食调查方法

（1）询问法：采用询问对象刚刚吃过的食物或过去一段时间吃过的食物。询问法又分24小时回忆法、膳食史法和食物频度法了解膳食习惯。询问法简单，易于临床使用，但因结果受被调查对象报告情况或调查者对市场供应情况以及器具熟悉程度的影响而不准确，采用24小时回忆法一般至少要调查2~3次。结果查《中国食物成分表2009》，主要用于个人膳食调查，是目前应用最多的方法。

（2）称重法：实际称量各餐进食量，以生/熟比例计算实际摄入量，查《中国食物成分表2009》得出今日主要营养素的量（人均量）。通常应按季节、食物供给不同每季度测一次，多应用集体儿童膳食调查。

（3）记账法：多用于集体儿童膳食调查，以食物出入库的量计算。记账法简单，但结果不准确，要求记录时间较长，计算与结果分析同称重法。多应用集体儿童膳食调查。

（4）即时性图像法：通过儿童抚养人拍摄儿童进餐食物，将影像文件按规定格式编号、收集后传送给后方技术平台，由后方技术人员依据膳食影像和食物记录信息，借助预先建立的相关估量参比食物图谱，对儿童进餐食物摄入量进行估计后评价膳食状况。适宜个体儿童的膳食调查。

（二）膳食评价

（1）营养素摄入量与 DRIs 比较：达到 EAR 有两种含义：对个体而言，表示满足身体需要的可能性是 50%，缺乏的可能性也是 50%；对群体而言，这一摄入水平能够满足该群体中 50% 的个体的需要，可能另外 50% 的个体达不到该营养素的需要。以此类推营养素达到 RNI（或 AI）对个体和群体缺乏的可能性小于3%。评价能量摄入以 EAR 为参考值，评价蛋白质和其他营养素摄入以 RNI 或 AI 为参考值；优质蛋白应占膳食中蛋白质总量的 1/2 以上。

（2）宏量营养素供能比例：2 岁儿童膳食中宏量营养素比例应适当，即蛋白质产能应占总能量的 10%～15%，7 岁以上脂类占总能量的 25%～30%，糖类占总能量的 50%～60%。

（3）膳食能量分布：每日三餐食物供能亦应适当，即早餐供能应占一日总能量的 25%～30%，中餐应占总能量的 35%～45%，点心占总能量的 10%，晚餐应占总能量的 25%～30%。

（四）实验室检查

了解机体某种营养素贮存、缺乏水平。通过实验方法测定小儿体液或排泄物中各种营养素及其代谢产物或其他有关的化学成分，了解食物中营养素的吸收利用情况。实验室检查在营养素缺乏中变化最敏感，可用于早期缺乏的诊断。

第七节　蛋白质-能量营养不良

广义的营养不良包括营养低下和营养过度两方面，本节阐述为前者，即由于各种原因引起的蛋白质和（或）热能摄入不足或消耗增多引起的营养缺乏病，又称蛋白质-热能营养不良，多见于3岁以下婴幼儿。根据临床表现，可分为消瘦型（由于热能严重不足引起），水肿型（由于严重蛋白质缺乏引起）和混合型（又称消瘦-水肿型，临床表现介于两者之间）。我国儿童以消瘦型营养不良多见，混合型营养不良次之，水肿型营养不良较为罕见。目前儿童营养不良在全球范围内仍是威胁儿童生长健康的一个重要疾病，在许多第三世界国家，营养不良仍是儿童死亡的主要原因，约占儿童死亡起因的1/3。流行病学调查显示，目前我国严重营养不良已经很少见，多继发于某些慢性疾病。但因为喂养不当和（或）小儿饮食习惯不良，如偏食、挑食等，造成轻至中度的营养不良发病率仍较高，且轻症及早期营养不良的症状和体征不典型，易漏诊，必须通过详细询问病史、细致的体格检查以及结合实验室检查进行诊断。一旦出现营养不良，如果不能及时纠正，尤其在小婴儿，可严重影响患儿的生长、智力发育及免疫功能，易患各种感染性疾病，应引起足够重视。

【病因】

可分原发性和继发性两种。

（一）原发性

因食物中蛋白质和能量摄入量长期不能满足机体生理需要和生长发育所致。随着我国经济水平的不断提升，食物贫乏、供给不足引起的营养不良已很少见；喂养不当成为原发性营养不良的最主要原因，如母乳不足而未及时添加其他富含蛋白质的牛奶；奶粉配制过稀；突然停奶而未及时添加辅食；长期以淀粉类食品（粥、米粉等）喂养等。较大儿童的营养不良多为婴儿期营养不良的继续，或因不良的饮食习惯，如偏食、挑食、吃零食过多、神经性厌食等引起。

（二）继发性

由于某些疾病因素，如消化系统解剖或功能上异常引起消化吸收障碍；长期发热、各种急、慢性传染病以及慢性消耗性疾病等均可致分解代谢增加、食物摄入减少及代谢障碍。早产、多胎、宫内营养不良等先天不足也可引起生后营养不良。

【病理生理】

（一）新陈代谢异常

（1）蛋白质：由于蛋白质摄入不足或蛋白质丢失过多，使体内蛋白质代谢处于负平衡，以维持基础代谢。当血清总蛋白浓度<40g/L、白蛋白<20g/L 时，便可发生低蛋白性水肿。

（2）脂肪：能量摄入不足时，体内脂肪大量消耗以维持生命活动的需要，故血清胆固醇浓度下降。肝脏是脂肪代谢的主要器官，当体内脂肪消耗过多，超过肝脏的代谢能力时可造成肝脏脂肪浸润及变性。

（3）糖类：由于摄入不足和消耗增多，故糖原不足和血糖偏低，轻度时症状并不明显，重者可引起低血糖昏迷甚至猝死。

（4）水、盐代谢：由于脂肪大量消耗，故细胞外液容量增加，低蛋白血症可进一步加剧而呈现水肿；PEM 时 ATP 合成减少可影响细胞膜上钠-钾-ATP 酶的运转，钠在细胞内潴留，细胞外液一般为低渗状态，易出现低渗性脱水、酸中毒、低血钾、低血钠、低血钙和低镁血症。

（5）体温调节能力下降：营养不良儿体温偏低，可能与热能摄入不足；皮下脂肪菲薄，散热快；血糖降低；氧耗量低、脉率和周围血液循环量减少等有关。

（二）各系统功能低下

（1）消化系统：由于消化液和酶的分泌减少、酶活力降低，肠蠕动减弱，菌群失调，致消化功能低下，易发生腹泻。

（2）循环系统：心脏收缩力减弱，心搏出量减少，血压偏低，脉细弱。

（3）泌尿系统：肾小管重吸收功能减退，尿量增多而尿比重下降。

（4）神经系统：精神抑郁，但时有烦躁不安、表情淡漠、反应迟钝、记忆力减退、条件反射不易建立。

（5）免疫功能：非特异性（如皮肤黏膜屏障功能、白细胞吞噬功能、补体功能）和特异性免疫功能均明显降低。患儿结核菌素等迟发性皮肤反应可呈阴性；常伴 IgG 亚类缺陷和 T 细胞亚群比例失调等。由于免疫功能全面低下，患儿极易并发各种感染。

【临床表现】

营养不良的早期表现是活动减少，精神较差，体重生长速度不增。随营养不良加重，体重逐渐下降，主要表现为消瘦。皮下脂肪层厚度是判断营养不良程度重要指标之一。皮下脂肪消耗的顺序先是腹部，其次为躯干、臀部、四肢，最后为面颊。皮下脂肪逐渐减少以致消失，皮肤干燥、苍白、渐失去弹性，额部出现皱纹，肌张力渐降低、肌肉松弛、肌肉萎缩呈"皮包骨"时，四肢可有挛缩。营养不良初期，身高不受影响，但随病情加重，骨骼生长减慢，身高亦低于正常。轻度 PEM 精神状态正常；重度可有精神萎靡，反应差，体温偏低，脉细无力，无食欲，腹泻、便秘交替。血浆白蛋白明显下降时出现凹陷性水肿，严重时感染形成慢性溃疡。重度营养不良可伴有重要脏器功能损害。

PEM 常见并发症有营养性贫血，以小细胞低色素性贫血最常见。还可有多种维生素缺乏，以维生素 A 缺乏常见。营养不良时维生素 D 缺乏症状不明显，恢复期生长发育加快时可伴有维生素 D 缺乏。大部分的患儿伴有锌缺乏。由于免疫功能低下，易患各种感染，加重营养不良，从而形成恶性循环。还可并发自发性低血糖，可突然表现为面色灰白、神志不清、脉搏减慢、呼吸暂停、体温不升但无抽搐，若诊治不及时，可危及生命。

【实验室检查】

营养不良的早期往往缺乏特异、敏感的诊断指标。血浆白蛋白浓度降低为其特征性改变，但其半衰期较长而不够灵敏。前白蛋白和维生素结合蛋白较敏感，胰岛素样生长因子 KIGF-1）不受肝功能影响，被认为是早期诊断灵敏可靠指标。

【诊断】

根据小儿年龄及喂养史、体重下降、皮下脂肪减少、全身各系统功能紊乱及其他营养素缺乏的临床症状和体征，典型病例的诊断并不困难。诊断营养不良的基本测量指标为身高（长）和体重。5 岁以下儿童营养不良的分型和分度如下。

（一）体重低下

体重低于同年龄、同性别参照人群值的均值减 2SD 以下为体重低下。如低于同年龄、同性别参照人群值的均值减 2SD~3SD 为中度；低于均值减 3SD 为重度。该项指标主要反映慢性或急性营养不良。

（二）生长迟缓

身高（长）低于同年龄、同性别参照人群值的均值减 2SD 为生长迟缓。如低于同年龄、同性别参照人群值的均值减 2SD~3SD 为中度；低于均值减 3SD 为重度。此指标主要反映慢性长期营养不良。

（三）消瘦

体重低于同性别、同身高（长）参照人群值的均值减 2SD 为消瘦。如低于同性别、同身高（长．）参照人群值的均值减 2SD~3SD 为中度；低于均值减 3SD 为重度。此项指标主要反映近期、急性营养不良。

临床常综合应用以上指标来判断患儿营养不良的类型和严重程度。以上三项判断营养不良的指标可以同时存在，也可仅符合其中一项。符合一项即可作出营养不良的诊断。

【治疗】

（一）一般治疗

（1）去除病因、治疗原发病：大力提倡母乳喂养，及时添加辅食，保证优质蛋白质的摄入量。及早纠正先天畸形，控制感染性疾病，根治各种消耗性疾病等。

（2）调整饮食、补充营养：强调个体化，勿操之过急。一般轻-中度营养不良热量从每日 251~335kJ（60~80kcal）/kg、蛋白质从每日 3g/kg 开始，逐渐增至每日热量 628kJ（150kcal）/kg、蛋白质 3.5~4.5g/kg。体重接近正常后，再恢复至生理需要量；对于重度营养不良，一般建议热量从每日 167~251kJ（40~60kcal）/kg、蛋白质从每日 1.5~2g/kg、脂肪从每日 1g/kg 开始，并根据情况逐渐少量增加，当增加能量至满足追赶生长需要时，一般可达 628~711kJ（150~170kcal）/kg，蛋白质 3.0~4.5g/kg。待体重接近正常后，再恢复到正常生理需要量。同时还要补充各种维生素、微量元素等。热量、蛋白质、脂肪调整速度按具体情况而定，不宜过快，以免引起消化不良。

（二）基本药物治疗

（1）给予各种消化酶（胃蛋白酶、胰酶等）以助消化。

（2）口服各种维生素及微量元素，必要时肌内注射或静脉滴注补充。

（3）血锌降低者口服 1% 硫酸锌糖浆，从每日 0.5ml/kg 开始逐渐增至每日 2ml/kg，补充锌剂可促进食欲、改善代谢。

（4）必要时可肌内注射蛋白质同化类固醇制剂，如苯丙酸诺龙，每次 10~25mg，每周 1~2 次，连续 2~3 周，以促进机体对蛋白质的合成、增进食欲。

（5）对进食极少或拒绝进食者，可应用普通胰岛素 2~3U/次，肌内注射，每日 1 次，在肌内注射前必须先服 20~30g 葡萄糖或静脉注射 25% 葡萄糖溶液 40~60ml，以防发生低血糖，每 1~2 周为 1 个疗程，有促进食欲的作用。

（三）其他治疗

（1）针灸、推拿、捏脊等疗法可起一定促进食欲的作用。健脾补气等中药可以帮助消化，促进吸收。

（2）病情严重者，可给予要素饮食或进行胃肠道外全营养。酌情选用葡萄糖、氨基酸、脂肪乳剂、白蛋白静脉滴注。

（3）进行对症治疗：脱水、酸中毒、电解质紊乱、休克、肾衰竭和自发性低血糖常为患儿致死原因，如出现应予紧急抢救。贫血严重者可少量多次输血，或输注血浆；有低蛋白血症者可静脉滴注白蛋白；处理其他并发症，如维生素 A 缺乏所引起的眼部损害和感染等。

（4）加强护理

①向家长宣教对患儿的辅食添加应由少到多、逐步增加量和品种，勿操之过急，以免引起消化不良。食后清洁口腔，预防口腔炎、鹅口疮。

②患儿皮下脂肪薄，易出现压伤，因此褥垫要软，经常为患儿翻身，骨突出部位每日多次按摩，细心保护皮肤、避免皮肤感染。

③注意保暖、预防呼吸道感染。待病情好转后适当户外活动，促进智力、体力的恢复。

④食物、食具注意清洁卫生，以免引起感染性腹泻，加重营养不良。

【预防】

（一）合理喂养

大力提倡母乳喂养，对母乳不足或不宜母乳喂养者应及时给予指导，采用混合喂养或人工喂养并及时添加辅助食品；纠正偏食、挑食、吃零食的不良习惯，小学生早餐要吃饱，午餐应保证供给足够的能量和蛋白质。

（二）推广应用生长发育监测图

定期测量体重，并将体重值标在生长发育监测图上，如发现体重增长缓慢或不增，应尽快查明原因，及时予以纠正。

第八节　儿童单纯性肥胖

儿童单纯性肥胖是由于长期能量摄入超过人体的消耗，使体内脂肪过度积聚、体重超过参考值范围的一种营养障碍性疾病。肥胖不仅影响儿童健康，且与成年期代谢综合征发生密切相关，已成为当今大部分公共健康问题的根源。目前不仅是发达国家及大城市儿童超重和肥胖发病率持续上升，而且一些发展中国包括我国及农村儿童超重和肥胖发生率也有增加趋势，在我国部分城市学龄期儿童超重和肥胖已高达 10% 以上。

【病因】

（一）能量摄入过多

是肥胖的主要原因。高能量食物和含糖饮料增加儿童额外的能量摄入，是导致儿童发生肥胖的重要原因之一。同时，家庭环境和父母的行为是一个重要的驱动因素，父母的不良饮食行为及生活习惯直接影响儿童的行为。另外，母亲妊娠期营养不良或营养过剩与儿童期及以后的肥胖发生风险相关联，如母亲妊娠期体重增加过多与妊娠期糖尿病，巨大儿出生增加，导致早期超重和肥胖增多。

（二）活动量过少

电子产品的流行，久坐（玩电脑、游戏机以及看电视等）、活动过少和缺乏适当的体育锻炼是发生肥胖症的重要因素，即使摄食不多，也可引起肥胖。肥胖儿童大多不喜爱运动，形成恶性循环。

（三）遗传因素

与环境因素相比较，遗传因素对肥胖发生的影响作用更大。目前研究认为，人类肥胖与 600 多个基因、标志物和染色体区域有关。肥胖的家族性与多基因遗传有关。双亲均肥胖的后代发生肥胖者高达 70%～80%；双亲之一肥胖者，后代肥胖发生率约为 40%～50%；双亲正常的后代发生肥胖者仅 10%～14%。

（四）其他

如进食过快，或饱食中枢和饥饿中枢调节失衡以致多食；精神创伤（如亲人病故或学习成绩低下）以及心理异常等因素亦可导致儿童过量进食。

【病理生理】

（一）体温调节与能量代谢

肥胖儿对外界体温的变化反应较不敏感，用于产热的能量消耗较正常儿少，使肥胖儿有低体温倾向。

（二）脂类代谢

肥胖儿常伴有血浆甘油三酯、胆固醇、极低密度脂蛋白（VLDL）及游离脂肪酸增加，但高密度脂蛋白（HDL）减少。故以后易并发动脉硬化、冠心病、高血压、胆石症等疾病。

（三）蛋白质代谢

肥胖者嘌呤代谢异常，血尿酸水平增高，易发生痛风症。

（四）内分泌变化

内分泌变化在肥胖小儿较常见。

（1）甲状腺功能的变化：总 T4、游离 T4、总 T3、游离 T3、反 T3、蛋白结合碘、吸碘-131 率等均正常，下丘脑-垂体-甲状腺轴也正常，但发现 T3 受体减少，被认为是产热减少的原因。

（2）甲状旁腺激素及维生素 D 代谢：肥胖儿血清 PTH 水平升高，25-(OH) D₃ 及 24，25-(OH)₂D₃ 水平也增高，可能与肥胖的骨质病变有关。

（3）生长激素水平的变化：肥胖儿血浆生长激素减少；睡眠时生长激素分泌高峰消失；在低血糖或精氨酸刺激下，生长激素分泌反应迟钝。但肥胖儿 IGF-1 分泌正常，胰岛素分泌增加，对生长激素的减少起到了代偿作用，故患儿无明显生长发育障碍。

（4）性激素的变化：女性肥胖病人雌激素水平增高，可有月经不调和不孕；男性病人因体内脂肪将雄激素芳香化转变为雌激素，雌激素水平增高，可有轻度性功能低下、阳痿，但不影响睾丸发育和精子形成。

（5）糖皮质激素：肥胖患儿尿 17-羟类固醇、17-酮类固醇及皮质醇均可增加，但血浆皮质醇正常或轻度增加，昼夜规律存在。

（6）胰岛素与糖代谢的变化：肥胖者有高胰岛素血症的同时又存在胰岛素抵抗，导致糖代谢异常，可出现糖耐量减低或糖尿病。

【临床表现】

肥胖可发生于任何年龄，但最常见于婴儿期、5~6 岁和青春期，且男童多于女童。患儿食欲旺盛且喜吃甜食和高脂肪食物。明显肥胖儿童常有疲劳感，用力时气短或腿痛。严重肥胖者由于脂肪的过度堆积限制了胸廓和膈肌运动，使肺通气量不足、呼吸浅快，故肺泡换气量减少，造成低氧血症、气急、发绀、红细胞增多、心脏扩大或出现充血性心力衰竭甚至死亡，称肥胖-换氧不良综合征。

体格检查可见患儿皮下脂肪丰满，但分布均匀，腹部膨隆下垂。严重肥胖者可因皮下脂肪过多，使胸腹、臀部及大腿皮肤出现皮纹；因体重过重，走路时两下肢负荷过重可致膝外翻和扁平足。女孩胸部脂肪堆积应与乳房发育相鉴别，后者可触到乳腺组织硬结。男性肥胖儿因大腿内侧和会阴部脂肪堆积，阴茎可隐匿在阴阜脂肪垫中而被误诊为阴茎发育不良。

　　肥胖小儿性发育常较早，故最终身高常略低于正常小儿。由于怕被别人讥笑而不愿与其他小儿交往，故常有心理上的障碍，如自卑、胆怯、孤独等。

【实验室检查】

　　肥胖儿童常规应检测血压、糖耐量、血糖、腰围、高密度脂蛋白（HDL）、低密度脂蛋白（LDL）、甘油三酯、胆固醇等指标，根据肥胖的不同程度可能出现其中某些指标的异常，严重的肥胖儿童肝脏超声检查常有脂肪肝。

【诊断】

　　儿童肥胖诊断标准有两种，一种是年龄的体质指数（body mass index，BMI），是指体重（kg）/身长的平方（m^2），当儿童的 BMI 在同性别、同年龄段参考值的 $P_{85} \sim P_{95}$ 为超重，超过 P_{95} 为肥胖；另一种方法是用身高（长）的体重评价肥胖，当身高（长）的体重在同性别、同年龄段的 $P_{85} \sim P_{97}$ 为超重，$>P_{97}$ 为肥胖。

【鉴别诊断】

　　（一）伴肥胖的遗传性疾病

　　（1）Prader-Willi 综合征：呈周围型肥胖体态、身材矮小、智能低下、手脚小、肌张力低、外生殖器发育不良。本病可能与位于 15ql2 的基因缺陷有关。

　　（2）Laurence-Moon-Biedl 综合征：周围型肥胖、智力轻度低下、视网膜色素沉着、多指（趾）、性功能减退。

　　（3）Alstrom 综合征：中央型肥胖、视网膜色素变性、失明、神经性耳聋、糖尿病。

　　（二）伴肥胖的内分泌疾病

　　（1）肥胖生殖无能症：本症继发于下丘脑及垂体病变，其体脂主要分布在颈、颏下、乳房、下肢、会阴及臀部，手指、足趾显得纤细、身材矮小，第二性征延迟或不出现。

（2）其他内分泌疾病：如肾上腺皮质增生症、甲状腺功能减退症、生长激素缺乏症等，虽有皮脂增多的表现，但均各有其特点，故不难鉴别。

【治疗】

肥胖症的治疗原则是减少产热能性食物的摄入和增加机体对热能的消耗，使体脂减少并接近其理想状态，同时又不影响儿童身体健康及生长发育。饮食疗法和运动疗法是两项最主要的措施，因肥胖造成器官损害的儿童可用药物或手术治疗，但必须在专业医生指导下进行。

（一）饮食疗法

鉴于小儿正处于生长发育阶段以及肥胖治疗的长期性，故多推荐低脂肪、低糖类和高蛋白、高微量营养素、适量纤维素食谱。低脂饮食可迫使机体消耗自身的脂肪储备，但也会使蛋白质分解，故需同时供应优质蛋白质。糖类分解成葡萄糖后会强烈刺激胰岛素分泌，从而促进脂肪合成，故必须适量限制。适量纤维素食物的体积在一定程度上会使患儿产生饱腹感，新鲜水果和蔬菜富含多种维生素和纤维素，且热能低，故应鼓励其多吃体积大而热能低的蔬菜类食品，其纤维还可减少糖类的吸收和胰岛素的分泌，并能阻止胆盐的肠肝循环，促进胆固醇排泄，且有一定的通便作用。萝卜、胡萝卜、青菜、黄瓜、番茄、莴苣、苹果、柑橘、竹笋等均可选择。

良好的饮食习惯对减肥具有重要作用，如避免不吃早餐或晚餐过饱，不吃夜宵，不吃零食，减慢进食速度、细嚼慢咽等。不要经常用食物对儿童进行奖励；父母、兄弟姐妹及同伴建立平衡膳食、健康饮食习惯，多尝试新食物。

（二）运动疗法

适当的运动能促使脂肪分解，减少胰岛素分泌，使脂肪合成减少，蛋白质合成增加，促进肌肉发育。肥胖小儿常因动作笨拙和活动后易累而不愿锻炼，可鼓励和选择患儿喜欢和有效易于坚持的运动，如晨间跑步、散步、做操等，每天坚持至少运动 30 分钟，活动量以运动后轻松愉快、不感到疲劳为原则；尤其注意饭后不要立刻坐下来看电视，提倡饭后参加家务和散步，运动要循序渐进，不要求之过急。如果运动后疲惫不堪、心慌气促以及食欲大增均提示活动过度。

（三）心理治疗

鼓励儿童坚持控制饮食及加强运动锻炼，增强减肥的信心。心理行为障碍使肥胖儿童失去社交机会，二者的恶性循环使儿童社会适应能力降低。应经常鼓励小儿多参加集体活动，改变其孤僻、自卑的心理，帮助小儿建立健康的生活方式，学会自我管理的能力。

（四）药物治疗

一般不主张用药，必要时可选用苯丙胺类和马吲哚类等食欲抑制剂。

【预防】

（1）加强健康教育，保持平衡膳食，增加运动。对于有肥胖家族遗传史的儿童，此点尤其重要。

（2）儿童肥胖预防从孕期开始，世界卫生组织建议，预防儿童肥胖应从胎儿期开始，肥胖的预防是全社会的责任。

第九节　维生素营养障碍

一、维生素 A 缺乏症

维生素 A 缺乏症是指机体所有形式和任何程度的维生素 A 不足的表现，包括临床型维生素 A 缺乏、亚临床型维生素 A 缺乏及可疑亚临床型维生素 A 缺乏

（或边缘型维生素 A 缺乏）。临床型维生素 A 缺乏表现为经典的皮肤角化过度和干眼症；可疑和亚临床维生素 A 缺乏无特异表现，主要与反复呼吸道感染、腹泻和贫血等广泛影响有关，增加婴幼儿发病率和死亡率。

维生素 A 缺乏症是全球范围最普遍存在的公共卫生营养问题，大约有 1.27 亿学龄前儿童为维生素 A 缺乏，其中 440 万患有一定程度的眼干燥症，发展中国家有 720 万孕妇为维生素 A 缺乏，1350 万为边缘型维生素 A 缺乏；每年有 600 多万孕妇发生夜盲症。我国学龄前儿童维生素 A 缺乏约为 9%～11%，可疑亚临床维生素 A 缺乏约 30%～40%，是联合国千年发展目标重点消灭的问题之一。

【吸收与代谢】

（一）维生素 A 的来源

维生素 A 是指具有全反式视黄醇生物活性的一组类视黄醇物质，包括视黄醇、视黄醛、视黄酯及视黄酸，视黄酸是维生素 A 在体内发生多种生理作用的重要活性形式。维生素 A 主要有两大来源，一类是动物性食物的视黄酯，如乳类、蛋类和动物内脏中含量丰富，另一类是植物类食物，如能成为维生素 A 原的类胡萝卜素，其中胡萝卜素具有的维生素 A 活性最高，在深色蔬菜和水果中含量丰富，其在肠道转化为维生素 A 比例是 6∶1，维生素 A 和 β-胡萝卜素皆为脂溶性，其消化吸收的机制与脂类相同。

（二）维生素 A 的转运

维生素 A 在小肠细胞吸收与乳糜微粒结合通过淋巴系统入血转运到肝脏，再酯化为棕榈酸酯储存在星状细胞。当周围靶组织需要时，肝脏中的维生素 A 酯经酯酶水解为视黄醇，与肝脏合成的视黄醇结合蛋白结合，再与血浆中的转甲状腺素蛋白（TTR）结合形成复合体运送到靶细胞，以减少视黄醇从肾小球滤过。

（三）维生素 A 的核受体

上述复合体与靶细胞上的 HBP 受体相结合，将视黄醇释放入靶细胞转变为视黄酸，视黄酸与其细胞核膜的特异性受体视黄酸核受体和类视黄醇核受体相结合上调或抑制几百种基因表达，视黄酸作为核激素发挥作用。

【生理功能和病理改变】

（一）构成视觉细胞内的感光物质

眼部对维生素 A 缺乏特别敏感，位于视网膜上视杆细胞的 11-顺式视黄醛与视蛋白结合，形成与感受暗光有关的视紫红质；当光线照射到视网膜时，发生一系列复杂的生物化学反应，导致神经冲动。在此过程中，除了消耗能量和酶外，还有部分视黄醛变成视黄醇被排泄，所以必须不断地补充维生素 A，才能维持正常视觉过程。

（二）影响上皮稳定性、完整性

维生素 A 缺乏导致上皮组织内的黏液分泌细胞被角蛋白生成细胞所替代，这种改变导致皮肤、眼结膜和角膜干燥。维生素 A 能调节糖蛋白和黏多糖等化合物有关的酶表达，缺乏最后导致严重眼干燥症和角膜溃疡。缺乏的初期病理改变是上皮组织的干燥，继而形成过度角化变性和腺体分泌减少。这种变化累及全身上皮组织，尤其是呼吸道、消化道和泌尿道。

（三）促进生长发育和维护生殖功能

维生素 A 通过细胞的 RNA、DNA 的合成及生长激素的分泌而影响生长发育，还影响正常精子发育和胎盘发育。

（四）维持和促进免疫功能

维生素 A 以其特定的途径参与维持机体的免疫活性，帮助机体维护淋巴细胞库，参与维护 T 细胞介导的免疫反应，促进免疫细胞产生抗体的能力，促进 T 淋巴细胞产生某些细胞因子。维生素 A 缺乏通过影响免疫细胞内视黄酸受体的表达相应下降而影响机体的免疫功能。

（五）影响造血

维生素 A 缺乏可能主要影响铁的转运和贮存，影响红系造血，从而引起贫血。

【病因】

（一）原发性因素

维生素 A 缺乏在 5 岁以下儿童中的发生率远高于成人，其主要原因是维生素 A 和胡萝卜素都很难通过胎盘进入胎儿体内，因此新生儿血清和肝脏中的维生素 A 水平明显低于母体，如在出生后不能得到充足的维生素 A 补充则极易出现维生素 A 缺乏症。

（二）消化吸收

维生素 A 为脂溶性维生素，它和胡萝卜素在小肠的消化吸收都依靠胆盐的帮助，膳食中脂肪含量与它们的吸收有密切的联系。膳食中脂肪含量过低，胰腺炎或胆石症引起胆汁和胰腺酶分泌减少，一些消化道疾病如急性肠炎、粥样泻等造成胃肠功能紊乱都可以影响维生素 A 和胡萝卜素的消化和吸收。

（三）储存利用

任何影响肝脏功能的疾病都会影响维生素 A 在体内的储存量，造成维生素 A 缺乏。一些消耗性传染病，尤其是儿童中的麻疹、猩红热、肺炎和结核病等都会使体内的维生素 A 存储消耗殆尽，摄入量则往往因食欲缺乏或消化功能紊乱而明显减少，两者的综合结果势必导致维生素 A 缺乏症发生。

【临床表现】

维生素 A 缺乏症的临床表现与其缺乏的阶段和程度有密切关系，在边缘型维生素 A 缺乏和亚临床缺乏阶段主要表现为非特异的临床表现，如感染增加和贫血等，在重度缺乏阶段才表现为维生素 A 缺乏的经典表现——干眼症。

（一）眼部表现

眼部的症状和体征是维生素 A 缺乏症经典的或最早被认识到的表现。夜盲或暗光中视物不清最早出现，持续数周后，开始出现干眼症的表现，外观眼结膜、角膜干燥，失去光泽，自觉痒感，泪减少，眼部检查可见结膜近角膜边缘处干燥起皱褶，角化上皮堆积形成泡沫状白斑，称结膜干燥斑或毕脱斑。继而角膜发生干燥、浑浊、软化，自觉畏光、眼痛，常用手揉搓眼部导致感染。严重时可发生角膜溃疡、坏死引起穿孔，虹膜、晶状体脱出，导致失明。

（二）皮肤表现

开始时仅感皮肤干燥、易脱屑，有痒感，渐至上皮角化增生，汗液减少，角化物充塞毛囊形成毛囊丘疹。检查触摸皮肤时有粗砂样感觉，以四肢伸面、肩部为多，可发展至颈背部甚至面部。毛囊角化引起毛发干燥，失去光泽，易脱落，指（趾）甲变脆易折、多纹等。

（三）生长发育障碍

严重缺乏时表现为身高落后，牙齿釉质易剥落，失去光泽，易发生龋齿。

（四）感染易感性增高

在维生素 A 缺乏亚临床或可疑亚临床缺乏阶段，免疫功能低下就已存在，主要表现为反复呼吸道和消化道感染性，且易迁延不愈，增加疾病发病率和死亡率，尤其是 6 个月以上和 2 岁以下儿童。这是当前重视对亚临床或可疑亚临床缺乏干预的重要原因。

（五）贫血

维生素 A 缺乏时会出现贮存铁增加、外周血血清铁降低、类似于缺铁性贫血的小细胞低色素贫血。

【诊断】

（一）临床诊断

长期动物性食物摄入不足，有各种消化道疾病或慢性消耗性疾病史，急性传染病史等情况下应高度警惕维生素 A 缺乏症。如出现夜盲或眼干燥症等眼部特异性表现，以及皮肤的症状和体征时，即可临床诊断。

（二）实验室诊断

（1）血浆视黄醇：视黄醇是血浆维生素 A 的主要形式，是维生素 A 缺乏分型的重要依据，血浆维生素 A 低于 0.7μmol/L 诊断为维生素 A 缺乏，如伴特异的干眼症为临床型维生素 A 缺乏，这时血浆维生素 A 一般低于 0.35μmol/L；如无特异的干眼症则为亚临床型；血浆维生素 A 在 0.7～1.05μmol/L 之间诊断为可疑亚临床维生素 A 缺乏或边缘型维生素 A 缺乏，与增加儿童发病率和死亡率等密切相关。

（2）相对剂量反应：体内视黄醇不足导致血清视黄醇水平下降时，肝脏中的储备几近耗竭，因此血清视黄醇水平不能准确反映体内实际的维生素 A 营养状态。相对剂量反应试验原理在于补充视黄醇以后，如果肝脏的储备低下，视黄醇将迅速进入肝脏形成结合状态的视黄醇，血清视黄醇水平不会明显抬升，否则 5 小时后血清视黄醇会出现相应升高。RDR 间接测定体内贮存量，因此结果更敏感和可靠。

其方法是在空腹时采取静脉血（A0），然后口服视黄醇制剂 450μg，5 小时后再次采取静脉血（A5），测定二次血浆中维生素 A 的水平并按如下公式计算 RDR 值，如 RDR 值大于 20% 为阳性，表示存在亚临床维生素 A 缺乏：

$$RDR\% = （A5-A0）/A5×100\%$$

（3）血浆视黄醇结合蛋白（RBP）测定：与血清维生素 A 有比较好的相关

性，低于 23.1mg/L 有维生素 A 缺乏可能，但在感染、蛋白质能量营养不良时亦可降低，可同时检查 C-反应蛋白（CRP）。

（4）尿液脱落细胞检查：加 1% 甲紫于新鲜中段尿中，摇匀计数尿中上皮细胞，如无泌尿道感染，超过 3 个/mm³ 为异常，有助于维生素 A 缺乏诊断，找到角化上皮细胞具有诊断意义。

（5）暗适应检查：用暗适应计和视网膜电流变化检查，如发现暗光视觉异常，有助诊断。

有明确摄入不足或消耗增加的病史，以及明显的维生素 A 缺乏的临床表现者即可作出临床诊断，进行治疗。实验室检查结果表明血清维生素 A 低于正常水平则有助于确诊和疗效随访。可疑亚临床维生素 A 缺乏往往没有特异的临床表现，其诊断主要依靠实验室检查和流行病学资料。

【治疗】

无论临床症状严重与否，甚或是无明显症状的亚临床维生素 A 缺乏，都应该尽早进行维生素 A 的补充治疗，因为多数病理改变经治疗后都可能逆转而恢复。

（一）调整饮食、去除病因

提供富含维生素 A 的动物性食物或含胡萝卜素较多的深色蔬菜，有条件的地方也可以采用维生素 A 强化的食品如婴儿的配方奶粉和辅食等。此外，应重视原发病的治疗。

（二）维生素 A 制剂治疗

2005 年在 WHO、UNICEF 和 IVACG（the International Vitamin A Consultative Group）主持下，制定了因诺琴蒂微量营养素研究报告，具体见表 5-8。

（三）眼局部治疗

除全身治疗外，对比较严重的维生素 A 缺乏病病人常需眼的局部治疗。为预防结膜和角膜发生继发感染，可采用抗生素眼药水（如0.25%氯霉素）或眼膏（如0.5%红霉素）治疗，每日3~4次，可减轻结膜和角膜干燥不适。如果角膜出现软化和溃疡时，可采用抗生素眼药水与消毒鱼肝油交替滴眼，约1小时一次，每日不少于20次。治疗时动作要轻柔，勿压迫眼球，以免角膜穿孔，虹膜、晶状体脱出。

【预防】

（一）健康教育

平时注意膳食的营养平衡，经常食用富含维生素A的动物性食物和深色蔬菜和水果，一般不会发生维生素A缺乏。小年龄儿童是预防维生素A缺乏的主要对象，孕妇和乳母应多食上述食物，以保证新生儿和乳儿有充足的维生素A摄入。母乳喂养优于人工喂养，人工喂养婴儿应尽量选择维生素A强化的配方乳。

（二）胡萝卜素血症

因摄入富含胡萝卜素的食物（如胡萝卜、南瓜、橘子等）过多，以致大量胡萝卜素不能充分迅速在小肠黏膜细胞中转化为维生素A而引起。虽然摄入的β-胡萝卜素在体内可转化为维生素A，但其吸收率只有1/3，而吸收的胡萝卜素只有一半可以转化为维生素A，所以胡萝卜素的摄入量最后仅有1/20~1/12发挥维生素A的作用，故大量摄入的胡萝卜素一般不会引起维生素A过多症，但可以使血中胡萝卜素水平增高，发生胡萝卜素血症。血清胡萝卜素含量明显升高，可达4.7~9.3μmol/L（正常为1.9~2.7μmol/L），致使黄色素沉着在皮肤内和皮下组织内，表现为皮肤黄染，以鼻尖、鼻唇皱襞、前额、手掌和足底部位明显，但巩膜无黄染。停止大量食入富含胡萝卜素的食物后，胡萝卜素血症可在2~6周内逐渐消退，一般没有生命危险。不需特殊治疗。

二、营养性维生素 D 缺乏

(一) 营养性维生素 D 缺乏性佝偻病

营养性维生素 D 缺乏是引起佝偻病最主要的原因，是由于儿童体内维生素 D 不足导致钙和磷代谢紊乱、生长着的长骨干骺端生长板和骨基质矿化不全，表现为生长板变宽和长骨的远端周长增大，在腕、踝部扩大及软骨关节处呈串珠样隆起、软化的骨干受重力作用及肌肉牵拉出现畸形等。

维生素 D 除对骨质矿化的重要作用外，目前国际和我国均十分重视维生素 D 对全身的营养作用。在 20 世纪时，北欧和美国佝偻病发病很高，后来作为公共卫生问题常规给婴幼儿补充维生素 D 使其发病率明显下降，但目前在发展中国家仍然是一个重要问题，我国婴幼儿特别是小婴儿是高危人群，北方佝偻病患病率高于南方。近年来，随社会经济文化水平的提高，我国营养性维生素 D 缺乏性佝偻病发病率逐年降低，病情也趋于轻度。

【维生素 D 的生理功能和代谢】

维生素 D 已被证明是体内钙内稳态的最重要生物调节因子之一。

(一) 维生素 D 的来源

维生素 D 是一组具有生物活性的脂溶性类固醇衍生物，包括维生素 D_2（麦角骨化醇）和维生素 D_3（胆骨化醇）两者。前者存在于植物中，后者系由人体或动物皮肤中的 7-脱氢胆固醇经日光中紫外线的光化学作用转变而成，是体内维生素的主要来源。

婴幼儿体内维生素 D 来源有三个途径。

(1) 母体-胎儿的转运：胎儿可通过胎盘从母体获得维生素 D，胎儿体内 25-（OH）D_3 的贮存可满足生后一段时间的生长需要。早期新生儿体内维生素 D 的量与母体的维生素 D 的营养状况及胎龄有关。

（2）食物中的维生素 D：天然食物含维生素 D 很少，母乳含维生素 D 少，谷物、蔬菜、水果不含维生素 D，肉和白鱼含量很少。但配方奶粉和米粉摄入足够量，婴幼儿可从这些强化维生素 D 的食物中获得充足的维生素 D。

（3）皮肤的光照合成：是人类维生素 D 的主要来源。人类皮肤中的 7-脱氢胆骨化醇（7-DHC），是维生素 D 生物合成的前体，经日光中紫外线（290～320nm 波长）照射，变为胆骨化醇，即内源性维生素 D_3。皮肤产生维生素 O_3 的量与日照时间、波长、暴露皮肤的面积有关。皮肤的光照合成是儿童和青少年维生素 D 的主要来源。

（二）维生素 D 的转运

食物中的维生素 D_2 在胆汁的作用下，在小肠刷状缘经淋巴管吸收。皮肤合成的维生素 D_3 直接吸收入血。维生素 D_2 和 D_3 在人体内都没有生物活性，它们被摄入血液循环后与血浆中的维生素 D 结合蛋白（vitamin D binding protein, DBP）相结合后转运到肝脏。维生素 D 在体内必须经过两次羟化作用后才能发挥生物效应。首先经肝细胞发生第一次羟化，生成 25-羟维生素

D_3 [25-（OH）D_3]，25-（OH）D_3 是循环中维生素 D 的主要形式。循环中的 25-（OH）D_3 与 α-球蛋白结合被运载到肾脏，在近端肾小管上皮细胞线粒体中的羟化酶的作用下再次羟化，生成有很强生物活性的 1，25-二羟维生素 D，即 1，25-（OH）$_2$$D_3$。1，25-（OH）$_2$$D_3$ 被认为是一种类固醇激素，通过其核受体发挥调节基因表达的作用。

（三）维生素 D 的生理功能

从肝脏释放入血液循环中的 25-（OH）D_3 浓度较稳定，可反映体内维生素 D 的营养状况。血清 25-（OH）D_3 浓度为 12～20ng/ml（30～50nmol/L）可能存在潜在不足的危险；血清 25-（OH）D_3 浓度 >20ng/ml（50nmol/L）可覆盖 97.5% 的人群，提示机体维生素 D 足够。过多补充使血清 25-（OH）D_3 浓度 >50ng/ml（>125nmol/L）则可能存在潜在副作用。25-（OH）D_3 虽有一定的生

物活性，但在生理浓度范围时，作用较弱，可动员骨钙人血，抗佝偻病的生物活性较低。

在正常情况下，血液循环中的 $1, 25-(OH)_2D_3$ 主要与 DBP 相结合，对靶细胞发挥其生物效应。$1.25-(OH)_2D_3$ 是维持钙、磷代谢平衡的主要激素之一，主要通过作用于靶器官（肠、肾、骨）而发挥其抗佝偻病的生理功能：①促小肠黏膜细胞合成一种特殊的钙结合蛋白（CaBP），增加肠道钙的吸收，磷也伴之吸收增加，$1, 25-(OH)_2D_3$ 可能有直接促进磷转运的作用；②增加肾近曲小管对钙、磷的重吸收，特别是磷的重吸收，提高血磷浓度，有利于骨的矿化作用；③对骨骼钙的动员：与甲状旁腺协同使破骨细胞成熟，促进骨重吸收，旧骨中钙盐释放入血；另一方面刺激成骨细胞促进骨样组织成熟和钙盐沉积。

多年来的研究确认维生素 D 不仅是一个重要的营养成分，更是一组脂溶性类固醇（fat-soluble se-costeroids）。$1, 25-(OH)_2D_3$ 参与全身多种细胞的增殖、分化和凋亡，影响神经-肌肉正常功能和免疫功能的调控过程，即维生素 D 对人体健康的作用不再局限于骨骼或钙磷代谢。

（四）维生素 D 代谢的调节

（1）自身反馈作用：正常情况下，维生素 D 的合成与分泌是根据机体需要受血中 $25-(OH)D_3$ 的浓度自行调节，即生成的 $1, 25-(OH)_2D_3$ 的量达到一定水平时，可抑制 $25-(OH)D_3$ 在肝内的羟化、$1.25-(OH)_2D_3$ 在肾脏羟化过程。

（2）血钙、磷浓度与甲状旁腺、降钙素调节：肾脏生成 $1, 25-(OH)_2D_3$ 间接受血钙浓度调节。当血钙过低时，甲状旁腺激素（PTH）分泌增加，PTH 刺激肾脏 $1, 25-(OH)_2D_3$ 合成增多；PTH 与 $1, 25-(OH)_2D_3$ 共同作用于骨组织，使破骨细胞活性增加，降低成骨细胞活性，骨重吸收增加，骨钙释放入血，使血钙升高，以维持正常生理功能。血钙过高时，降钙素（CT）分泌，抑制肾小管羟化生成 $1, 25-(OH)_2D_3$。血磷降低可直接促进 $1, 25-(OH)_2D_3$ 的增加，高血磷则抑制其合成。

【病因】

（一）围生期维生素 D 不足

母亲妊娠期，特别是妊娠后期维生素 D 营养不足，如母亲严重营养不良、肝肾疾病、慢性腹泻，以及早产、双胎均可使得婴儿体内贮存不足。

（二）日照不足

因紫外线不能通过玻璃窗，婴幼儿被长期过多地留在室内活动，使内源性维生素 D 生成不足。大城市高大建筑可阻挡日光照射，大气污染如烟雾、尘埃可吸收部分紫外线。气候的影响，如冬季日照短，紫外线较弱，或户外活动时过度的阳光隔绝，如衣物覆盖及高指数防晒霜的使用，亦可影响部分内源性维生素 D 的生成。

（三）生长速度快，需要增加

如早产及双胎婴儿生后生长发育快，需要维生素 D 多，且体内贮存的维生素 D 不足。婴儿早期生长速度较快，也易发生佝偻病。重度营养不良婴儿生长迟缓，发生佝偻病者不多。

（四）食物中补充维生素 D 不足

因天然食物中含维生素 D 少，即使纯母乳喂养，婴儿若户外活动少亦易患佝偻病。

（五）疾病影响

胃肠道或肝胆疾病影响维生素 D 吸收，如婴儿肝炎综合征、慢性腹泻等；肝、肾严重损害可致维生素 D 羟化障碍，1, 25-（OH)$_2$D$_3$ 生成不足而引起佝偻病。长期服用抗惊厥药物可使体内维生素 D 不足，如苯妥英钠、苯巴比妥，可刺激肝细胞微粒体的氧化酶系统活性增加，使维生素 D 和 25-（OH）D$_3$ 加速分解为无活性的代谢产物。糖皮质激素有对抗维生素 D 对钙的转运作用。

【发病机制】

维生素 D 缺乏性佝偻病可以看成是机体为维持血钙水平而对骨骼造成的损害。长期严重维生素 D 缺乏造成肠道吸收钙、磷减少和低血钙症，以致甲状旁腺功能代偿性亢进，PTH 分泌增加以动员骨钙释出，使血清钙浓度维持在正常或接近正常的水平；但 PTH 同时也抑制肾小管重吸收磷，导致机体严重的钙、磷代谢失调，特别是严重低血磷的结果；细胞外液中的钙磷沉积降低，导致钙在骨骼组织上的沉积障碍。细胞外液钙、磷浓度不足破坏了软骨细胞正常增殖、分化和凋亡的程序；钙化管排列紊乱，使长骨钙化带消失、骺板失去正常形态，参差不齐；骨基质不能正常矿化，成骨细胞代偿增生，碱性磷酸酶分泌增加，骨样组织堆积于干骺端，骺端增厚，向外膨出形成"串珠""手足镯"。骨膜下骨矿化不全，成骨异常，骨皮质被骨样组织替代，骨膜增厚，骨皮质变薄，骨质疏松，负重出现弯曲；颅骨骨化障碍而颅骨软化，颅骨骨样组织堆积出现"方颅"。临床即出现一系列佝偻病症状和血生化改变。

【临床表现】

由于不同年龄的骨骼生长的速度快慢不一样，所以维生素 D 缺乏性佝偻病骨骼的临床表现与年龄密切相关。

（一）初期（早期）

多见于 6 个月以内，特别是 3 个月以内小婴儿。多为神经兴奋性增高的表现，如易激惹、烦闹、汗多刺激头皮而摇头等。但这些并非佝偻病的特异症状，仅作为临床早期诊断的参考依据。血清 25-（OH）D$_3$ 下降，PTH 升高，一过性血钙下降，血磷降低，碱性磷酸酶正常或稍高；此期常无骨骼病变，骨骼 X 线可正常，或钙化带稍模糊。

（二）活动期（激期）

早期维生素 D 缺乏的婴儿未经治疗，继续加重，出现 PTH 功能亢进和钙、磷代谢失常的典型骨骼改变，表现部位与该年龄骨骼生长速度较快的部位相一致。

6 月龄以内婴儿的佝偻病以颅骨改变为主，前囟边较软，颅骨薄，检查者用双手固定婴儿头部，指尖稍用力压迫枕骨或顶骨的后部，可有压乒乓球样的感觉。6 月龄以后，尽管病情仍在进展，但颅骨软化消失。正常婴儿的骨缝周围亦可有压乒乓球样感觉。额骨和顶骨中心部分常常逐渐增厚，至 7~8 个月时，变成"方盒样"头型即方头（从上向下看），头围也较正常增大。骨骺端因骨样组织堆积而膨大，沿肋骨方向于肋骨与肋软骨交界处可扪及圆形隆起，从上至下如串珠样突起，以第 7~10 肋骨最明显，称佝偻病串珠（rachitic rosary）；手腕、足踝部亦可形成钝圆形环状隆起，称手、足镯。1 岁左右的小儿可见到胸骨和邻近的软骨向前突起，形成"鸡胸样"畸形；严重佝偻病的小儿，膈肌附着处的肋骨受膈肌牵拉而内陷，胸廓的下缘可形成一水平凹陷，称作肋膈沟或郝氏沟（Harrison's groove）。小婴儿漏斗胸主要由先天畸形引起。由于骨质软化与肌肉关节松弛，小儿开始站立与行走后双下肢负重，可出现股骨、胫骨、腓骨弯曲，形成严重膝内翻（O 形）或膝外翻（X 形），有时有 K 形样下肢畸形。

患儿会坐与站立后，因韧带松弛可致脊柱畸形。严重低血磷使肌肉糖代谢障碍，使全身肌肉松弛，肌张力降低和肌力减弱。

此期血生化除血清钙稍低外，其余指标改变更加显著。

X 线显示长骨钙化带消失，干骺端呈毛刷样、杯口状改变；骨骺软骨盘（生长板）增宽（>2mm）；骨质稀疏，骨皮质变薄；可有骨干弯曲畸形或青枝骨折，骨折可无临床症状。

（三）恢复期

以上任何期经治疗及日光照射后，临床症状和体征逐渐减轻或消失。血钙、磷逐渐恢复正常，碱性磷酸酶约需 1~2 个月降至正常水平。治疗 2~3 周后骨骼 X 线改变有所改善，出现不规则的钙化线，以后钙化带致密增厚，骨骺软骨盘< 2mm，逐渐恢复正常。

（四）后遗症期

多见于 2 岁以后的儿童。因婴幼儿期严重佝偻病，残留不同程度的骨骼畸形。无任何临床症状，血生化正常，X 线检查骨骼干骺端病变消失。

【诊断】

要解决是否有佝偻病、如有属于哪个期、是否需要治疗。正确的诊断必须依据维生素 D 缺乏的病因、临床表现、血生化及骨骼 X 线检查。应注意早期的神经兴奋性增高的症状无特异性，如多汗、烦闹等，仅据临床表现的诊断准确率较低；骨骼的改变可靠；血清 25-（OH）D_3 水平为最可靠的诊断标准，但很多单位不能检测。血生化与骨骼 X 线的检查为诊断的可靠指标。

【鉴别诊断】

（一）与佝偻病的体征的鉴别

（1）黏多糖病：黏多糖代谢异常时，常多器官受累，可出现多发性骨发育不全，如头大、头型异常、脊柱畸形、胸廓扁平等体征。此病除临床表现外，主要依据骨骼的 X 线变化及尿中黏多糖的测定作出诊断。

（2）软骨营养不良：是一遗传性软骨发育障碍，出生时即可见四肢短、头大、前额突出、腰椎前凸、臀部后凸。根据特殊的体态（短肢型矮小）及骨骼 X 线作出诊断。

（3）脑积水：生后数月起病者，头围与前囟进行性增大。因颅内压增高，可见前囟饱满紧张，骨缝分离，颅骨叩诊有破壶声，严重时两眼向下呈落日状。头颅 B 超、CT 检查可作出诊断。

（二）与佝偻病体征相同但病因不同的鉴别

（1）低血磷抗维生素D佝偻病：本病多为性连锁遗传，亦可为常染色体显性或隐性遗传，也有散发病例。为肾小管重吸收磷及肠道吸收磷的原发性缺陷所致。佝偻病的症状多发生于1岁以后，因而2~3岁后仍有活动性佝偻病表现；血钙多正常，血磷明显降低，尿磷增加。对用一般治疗剂量维生素D治疗佝偻病无效时应与本病鉴别。

（2）远端肾小管性酸中毒：为远曲小管泌氢不足，从尿中丢失大量钠、钾、钙，继发甲状旁腺功能亢进，骨质脱钙，出现佝偻病体征。患儿骨骼畸形显著，身材矮小，有代谢性酸中毒，多尿，碱性尿，除低血钙、低血磷之外，血钾亦低，血氨增高，并常有低血钾症状。

（3）维生素D依赖性佝偻病：为常染色体隐性遗传，可分两型：I型为肾脏1-羟化酶缺陷，使$25-(OH)D_3$转变为$1,25-(OH)_2D_3$发生障碍，血中$25-(OH)D_3$浓度正常；II型为靶器官$1,25-(OH)_2D_3$受体缺陷，血中$1,25-(OH)_2D_3$浓度增高。两型临床均有严重的佝偻病体征，低钙血症、低磷血症，碱性磷酸酶明显升高及继发性甲状旁腺功能亢进，I型患儿可有高氨基酸尿症；II型患儿的一个重要特征为脱发。

（4）肾性佝偻病：由于先天或后天原因所致的慢性肾功能障碍，导致钙磷代谢紊乱，血钙低，血磷高，甲状旁腺继发性功能亢进，骨质普遍脱钙，骨骼呈佝偻病改变。多于幼儿后期症状逐渐明显，形成侏儒状态。

（5）肝性佝偻病：肝功能不良可能使$25-(OH)D_3$生成障碍。若伴有胆道阻塞，不仅影响维生素D吸收，而且由于钙皂形成，进一步抑制钙的吸收。急性肝炎、先天性肝外胆管缺乏或其他肝脏疾病时，循环中$25-(OH)D_3$可明显降低，出现低血钙、抽搐和佝偻病体征。

【治疗】

治疗目的在于控制活动期，防止骨骼畸形。

（一）一般疗法

加强护理，合理饮食，坚持经常晒太阳（6 个月以下避免直晒）。

（二）药物疗法

不主张采用大剂量维生素 D 治疗，治疗的原则应以口服为主，一般剂量为每日 50~100 网（2000~4000U），连服 1 个月后，改为 400~800U/d。口服困难或腹泻等影响吸收时，采用大剂量突击疗法，维生素 D15 万~30 万 U（3.75~7.5mg）/次，肌注，1 个月后再以 400~800U/d 维持。用药期间强调定期随访的重要性，建议初始治疗满 1 个月时复查血清钙、磷、碱性磷酸酶水平；满 3 个月时复查血清钙、磷、镁、碱性磷酸酶、PTH、25-（OH）D_3 水平以及尿液韩/肌酐比值，并复查骨骼 X 线；满 1 年及此后每年监测血清 25-（OH）D_3。

（三）其他治疗

①钙剂补充：维生素 D 缺乏性佝偻病在补充维生素 D 的同时，给予适量钙剂，将帮助改善症状、促进骨骼发育。同时调整膳食结构，增加膳食来源的钙摄入。

②微量营养素补充：维生素 D 缺乏性佝偻病多伴有锌、铁降低，及时适量地补充微量元素，将有利于骨骼成长。

③矫形治疗：严重的骨骼畸形可采取外科手术矫正畸形。

【预防】

维生素 D 缺乏及维生素 D 缺乏性佝偻病的预防应从围生期开始，以婴幼儿为重点对象并持续到青春期。

（一）胎儿期的预防

（1）孕妇应经常到户外活动，多晒太阳。

（2）饮食应含有丰富的维生素 D、钙、磷和蛋白质等营养物质。

（3）防治妊娠并发症，对患有低钙血症或骨软化症的孕妇应积极治疗。

（4）可于妊娠后 3 个月补充维生素 D 800~1000U/d，同时服用钙剂。

（二）0~18 岁健康儿童的预防

（1）户外活动：多晒太阳是预防维生素 D 缺乏及维生素 D 缺乏性佝偻病的简便而有效措施，保证儿童的体育运动特别是户外活动时间。平均户外活动应在 1~2 小时/日。婴儿皮肤娇嫩，过早暴露日光照射可能会对其皮肤造成损伤，户外晒太阳注意循序渐进，逐步增加接受阳光的皮肤面积，如面部、手臂、腿、臀部等，并逐步延长晒太阳的时间；此外，由于阳光中的高能蓝光对婴儿视觉的不利影响，应避免阳光直晒，特别是 6 个月以内小婴儿。

（2）维生素 D 补充：母乳喂养或部分母乳喂养婴儿，应从出生数天即开始补充维生素 D400U/d，除非断奶并且配方奶或者强化牛奶的摄入量>1L/d；人工喂养婴儿，当配方奶摄入量<1L/d，应注意通过其他途径保证 400U/d 维生素 D 的摄入量，比如维生素 D 制剂的补充；大年龄及青春期儿童，应维生素 D 强化饮食（维生素 D 强化牛奶、谷物等）和维生素 D 制剂补充相结合，400U/d 维生素 D 制剂补充仍作为推荐。夏季阳光充足，可暂停或减量服用维生素 D。一般可不加服钙剂，但乳及乳制品摄入不足和营养欠佳时可适当补充微量营养素和钙剂。

（三）早产儿的预防

对于早产儿，尤其是出生体重<1800~2000g 的小早产儿，母乳强化剂或者早产儿专用配方奶的使用对维持骨骼正常矿化、预防佝偻病的发生十分重要；注意碱性磷酸酶活性及血磷浓度的定期监测，出院后仍需定期进行随访；当患儿体重>1500g 并且能够耐受全肠道喂养，经口补充维生素 D400U/d，最大量 1000U/d，3 个月后改为维生素 D400~800U/d。

二、维生素 D 缺乏性手足搐搦症

维生素 D 缺乏性手足搐搦症（tetany of vitamin D deficiency）是维生素 D 缺乏性佝偻病的伴发症状之一，多见 6 个月以内的小婴儿。目前因预防维生素 D 缺乏工作的普遍开展，维生素 D 缺乏性手足搐搦症已较少发生。

【病因和发病机制】

维生素 D 缺乏时，血钙下降而甲状旁腺不能代偿性分泌增加；血钙继续降低，当总血钙低于 1.75～1.8mmol/L（<7～7.5mg/dl），或离子钙低于 1.0mmol/L（4mg/dl）时可引起神经-肌肉兴奋性增高，出现抽搐（见图 5-4）。为什么维生素 D 缺乏时机体出现甲状旁腺功能低下的原因尚不清楚，推测当婴儿体内钙营养状况较差时，维生素 D 缺乏的早期甲状旁腺急剧代偿分泌增加，以维持血钙正常；当维生素 D 继续缺乏，甲状旁腺功能反应过度而疲惫，以致出现血钙降低。因此维生素 D 缺乏性手足搐搦症的患儿，同时存在甲状旁腺功能亢进所产生的佝偻病的表现和甲状旁腺功能低下的低血钙所致的临床表现。

【临床表现】

主要为惊厥、喉痉挛和手足搐搦，并有程度不等的活动期佝偻病的表现。

（一）隐匿型

血清钙多在 1.75～1.88mmol/L，没有典型发作的症状，但可通过刺激神经、肌肉而引出下列体征：①面神经征：以手指尖或叩诊锤骤击患儿颧弓与口角间的面颊部（第 7 脑神经孔处），引起眼睑和口角抽动为面神经征阳性，新生儿期可呈假阳性；②腓反射：以叩诊锤骤击膝下外侧腓骨小头上腓神经处，引起足向外侧收缩者即为腓反射阳性；③陶瑟征：以血压计袖带包裹上臂，使血压维持在收缩压与舒张压之间，5 分钟之内该手出现痉挛症状，属陶瑟征阳性。

（二）典型发作

血清钙低于 1.75mmol/L 时可出现惊厥、喉痉挛和手足搐搦。①惊厥：突然发生四肢抽动，两眼上窜，面肌颤动，神志不清，发作时间可短至数秒钟，或长达数分钟以上，发作时间长者可伴口周发绀。发作停止后，意识恢复，精神萎靡而入睡，醒后活泼如常，发作次数可数日 1 次或 1 日数次，甚至多至 1 日数十次。一般不发热，发作轻时仅有短暂的眼球上窜和面肌抽动，神志清楚。②手足搐搦：可见于较大婴儿、幼儿，突发手足痉挛呈弓状，双手呈腕部屈曲状，手指伸直，拇指内收掌心，强直痉挛；足部踝关节伸直，足趾同时向下弯曲。③喉痉挛：婴儿多见，喉部肌肉及声门突发痉挛，呼吸困难，有时可突然发生窒息，严重缺氧甚至死亡。三种症状以无热惊厥为最常见。

【诊断与鉴别诊断】

突发无热惊厥，且反复发作，发作后神志清醒而无神经系统体征，同时有佝偻病存在，总血钙低于 1.75mmol/L，离子钙低于 1.0mmol/L。应与下列疾病鉴别：

（一）其他无热惊厥性疾病

（1）低血糖症：常发生于清晨空腹时，有进食不足或腹泻史，重症病例惊厥后转入昏迷，一般口服或静脉注射葡萄糖后立即恢复，血糖常低于 2.2mmol/L。

（2）低镁血症：常见于新生儿或年幼婴儿，常有触觉、听觉过敏，引起肌肉颤动，甚至惊厥、手足搐搦，血镁常低于 0.58mmol/L（1.4mg/dl）。

（3）婴儿痉挛症：为癫痫的一种表现。起病于 1 岁以内，呈突然发作，头及躯干、上肢均屈曲，手握拳，下肢弯曲至腹部，呈点头哈腰状搐搦和意识障碍，发作数秒至数十秒自停，伴智力异常，脑电图有特征性的高幅异常节律波出现。

（4）原发性甲状旁腺功能减退：表现为间歇性惊厥或手足搐搦，间隔几天或数周发作 1 次，血磷升高 > 3.2mmol/L（10mg/d），血韩降至 1.75mmol/L（7mg/dl）以下，碱性磷酸酶正常或稍低，锁骨 X 线可见基底核钙化灶。

（二）中枢神经系统感染

脑膜炎、脑炎、脑脓肿等大多伴有发热和感染中毒症状，精神萎靡，食欲差等。体弱年幼儿反应差，有时可不发热。有颅内压增高体征及脑脊液改变。

（三）急性喉炎

大多伴有上呼吸道感染症状，也可突然发作，声音嘶哑伴犬吠样咳嗽及吸气困难，无低韩症状，韩剂治疗无效。

【治疗】

（一）急救处理

（1）氧气吸入：惊厥期应立即吸氧，喉痉挛者须立即将舌头拉出口外，并进行口对口呼吸或加压给氧，必要时做气管插管以保证呼吸道通畅。

（2）迅速控制惊厥或喉痉挛：可用 10% 水合氯醛，每次 40~50mg/kg，保留灌肠；或地西泮每次 0.1~0.3mg/kg 肌内或缓慢静脉注射。

（二）钙剂治疗

尽快给予 10% 葡萄糖酸钙 5~10ml 加入 10% 葡萄糖液 5~20ml 中，缓慢静脉注射或滴注，迅速提高血钙浓度，惊厥停止后口服钙剂，不可皮下或肌内注射钙剂以免造成局部坏死。

（三）维生素 D 治疗

急诊情况控制后，按维生素 D 缺乏性佝偻病给予维生素 D 治疗。

第十节　微量元素缺乏

人体必需微量元素包括铁、碘、氟、锌、铬、硒、镁、钼和铜等，除铁外，锌和碘缺乏也是儿童时期较为常见的疾病。

一、锌缺乏

锌是人体必需的微量元素之一，锌在体内的含量仅次于铁。锌与胎儿发育、儿童智力、生长发育、新陈代谢、组织修复均密切相关。锌缺乏是由于锌摄入不足或代谢障碍导致体内锌缺乏，引起食欲减退、生长发育迟缓、皮炎和异食癖为临床表现的营养素缺乏性疾病。尽管近 50 年诸多国家开展人群血浆锌浓度的评估，提示锌缺乏或不足有流行趋势，但全球锌缺乏的资料仍然不足。

【病因】

（一）摄入不足

动物性食物不仅含锌丰富而且易于吸收，坚果类（核桃、板栗、花生等）含锌也不低，其他植物性食物则含锌少，故素食者容易缺锌。全胃肠道外营养如未加锌也可致锌缺乏。

（二）吸收障碍

各种原因所致的腹泻皆可妨碍锌的吸收。谷类食物含大量植酸和粗纤维，这些均可与锌结合而妨碍其吸收。牛乳含锌量与母乳相似，约 $45.9\sim53.5\mu mol/1$（$300\sim350\mu g/dl$），但牛乳锌的吸收率（39%）远低于母乳锌（65%），因此长期的纯牛乳喂养也可致缺锌。肠病性肢端皮炎是一种常染色体隐性遗传病，因小肠缺乏吸收锌的载体，故可表现为严重缺锌。

（三）需要量增加

在生长发育迅速阶段的婴儿、或组织修复过程中、或营养不良恢复期等状态下，机体对锌需要量增多，如未及时补充，可发生锌缺乏。

（四）丢失过多

如反复出血、溶血、大面积烧伤、慢性肾脏疾病、长期透析、蛋白尿以及应用金属螯合剂（如青霉胺）等均可因锌丢失过多而导致锌缺乏。

【临床表现】

（一）消化功能减退

缺锌影响味蕾细胞更新和唾液磷酸酶的活性，使舌黏膜增生、角化不全，以致味觉敏感度下降，发生食欲缺乏、厌食和异嗜癖。

（二）生长发育落后

缺锌可妨碍生长激素轴功能以及性腺轴的成熟，表现为线性生长下降、生长迟缓、体格矮小、性发育延迟。

（三）免疫功能降低

缺锌可导致 T 淋巴细胞功能损伤而容易发生感染。

（四）智能发育延迟

缺锌可使脑 DNA 和蛋白质合成障碍，脑内谷氨酸浓度降低，从而引起智力发育迟缓。

（五）其他

如脱发、皮肤粗糙、皮炎、地图舌、反复口腔溃疡、伤口愈合延迟、视黄醛结合蛋白减少而出现夜盲、贫血等。

【实验室检查】

血清锌是比较可靠也被广泛采用的实验室指标，但缺乏敏感性。轻中度锌缺乏时血清锌仍可保持在正常水平。此外，血清锌容易受到感染、进食等病理和生理因素的影响。目前建议<10岁儿童血清锌的下限为65μg/dl。

【诊断】

诊断主要依据病史获得高危因素、临床表现，可参考血清锌水平。存在锌缺乏高风险因素的儿童进行试验性锌补充治疗结果有助诊断。如补充锌剂后儿童生长改善，1个月内相关症状消退。

【治疗】

（一）针对病因

治疗原发病。

（二）饮食治疗

鼓励多进食富含锌的动物性食物如肝、鱼、瘦肉、禽蛋、牡蛎等。初乳含锌丰富。

（三）补充锌剂

常用葡萄糖酸锌，每日剂量为元素锌0.5~1.0mg/kg，相当于葡萄糖酸锌3.5~7mg/kg，疗程一般为2~3个月。长期静脉输入高能量者，每日锌用量为：早产儿0.3mg/kg，足月儿~5岁0.1mg/kg，>5岁2.5~4mg/d。

锌剂的毒性较小，但剂量过大也可引起胃部不适、恶心、呕吐、腹泻等消化道刺激症状，甚至脱水和电解质紊乱。锌中毒可干扰铜代谢，引起低铜血症、贫血、中性粒细胞减少、肝细胞中细胞色素氧化酶活力降低等中毒表现。

【预防】

提倡母乳喂养，坚持平衡膳食是预防缺锌的主要措施，戒绝挑食、偏食、吃零食的习惯。对可能发生缺锌的情况如早产儿、人工喂养者、营养不良儿、长期腹泻、大面积烧伤等，均应适当补锌。

二、碘缺乏症

碘缺乏症（iodine deficiency disorders，IDD）是由于自然环境摄缺乏造成机体碘营养不良所表现的一组有关联疾病的总称。土壤、水、植物、动物中含有微量的碘，膳食中的碘摄入不足通常是由环境中碘缺乏所引起的。缺碘的危害在快速生长发育的时期影响最大，主要影响大脑发育，因此，胎儿、新生儿、婴幼儿受缺碘的影响最大。

全球约有 38% 的人口生活在碘缺乏地区，是全球重要的公共卫生问题，我国于 20 世纪 90 年代初进行了全民食用碘强化盐，使碘缺乏症发生明显下降。

【病因】

食物和饮水中缺碘是其根本原因，缺碘使甲状腺激素合成障碍，影响体格生长和脑发育。

【临床表现】

临床表现轻重取决于缺碘的程度、持续时间和患病的年龄。胎儿期缺碘可致死胎、早产及先天畸形；新生儿期则表现为甲状腺功能低下；儿童和青春期则引起地方性甲状腺肿、地方性甲状腺功能减退症，主要表现为儿童智力损害和体格发育障碍。儿童长期轻度缺碘则可出现亚临床型功能减退症，常伴有体格生长落后。

【实验室检查】

有些指标可用于个体和群体的碘营养状态的评估，如甲状腺肿率、尿碘、血浆 TSH 等。甲状腺肿的判定可用触诊法和 B 超法进行诊断，当两者诊断结果不一致时，以 B 超法的诊断结果为准。尿碘浓度是评估人群碘营养状态的很好的指标，<20μg/L 重度碘缺乏，20～49μg/L 中度碘缺乏，50～99μg/L 轻度碘缺乏，100～199μg/L 正常，200～299μg/L 大于正常值，≥300μg/L 碘过量。全血 TSH 可作为评价碘营养状态的间接指标，并被用于筛查新生儿甲状腺功能低下症，全血 TSH 正常值为 0.17～0.19μU/ml。

【诊断】

根据地方性克汀病或地方性亚临床克汀病的诊断标准（1999 年，原卫生部发布）：

（一）必备条件

1. 流行病和个人史

出生、居住在碘缺乏病病区。

2. 临床表现

有不同程度的精神发育迟滞，主要表现为不同程度的智力障碍（智力低下），地方性克汀病的 IQ 为 54 或 54 以下，地方性亚临床克汀病的智商为 55～69。

（二）辅助条件

1. 神经系统障碍

（1）运动神经障碍：包括不同程度的痉挛性瘫痪、步态和姿势的异常。亚临床克汀病病人不存在这些典型的临床体征，可有轻度神经系统损伤，表现为精神运动障碍和（或）运动技能障碍。

（2）听力障碍：亚临床克汀病病人可有极轻度的听力障碍。

（3）言语障碍（哑或说话障碍）：亚临床克汀病病人呈极轻度言语障碍或正常。

2. 甲状腺功能障碍

（1）体格发育障碍：表现为非匀称性的矮小，亚临床克汀病病人可无或有轻度体格发育障碍。

（2）克汀病形象（精神发育迟滞外貌）：如傻相、傻笑、眼距宽、鼻梁塌、耳软、腹膨隆、脐疝等，亚临床克汀病病人几乎无上述表现，但可出现程度不同的骨龄发育落后以及骨骺愈合不良。

（3）甲状腺功能低下表现：如黏液性水肿、皮肤干燥、毛发干粗；血清 T3 正常、代偿性增高或下降，T4、FT4 低于正常，TSH 高于正常，亚临床克汀病病人一般无临床甲低表现，但可出现激素性甲低，即血清 T3 正常；T4、FT4 在正常下限值或降低，TSH 可增高或在正常上限值。

凡具备上述必备条件，再具有辅助条件中的任何一项或一项以上者，再排除由碘缺乏以外原因所造成的疾病如分娩损伤、脑炎、脑膜炎及药物中毒等，可诊断为地方性克汀病或地方性亚临床克汀病。

【治疗】

（一）碘剂

主要用于缺碘所引起的弥漫型重度甲状腺肿大且病程短者。复方碘溶液每日 1~2 滴（约含碘 3.5mg），或碘化钾（钠）每日 10~15mg，连服 2 周为 1 个疗程，2 个疗程之间停药 3 个月，反复治疗 1 年。长期大量服用碘剂应注意甲状腺功能亢进的发生。

（二）甲状腺素制剂

常用甲状腺制剂有两种：①甲状腺素钠：$100\mu g/$片或 $50\mu g/$片，含 T_4，半衰期为 1 周，因 T_4 浓度每日仅有小量变动，血清浓度较稳定，故每日服一次即可。一般起始剂量为每日 $8\sim9\mu g/kg$，大剂量为每天 $10\sim15\mu g/kg$。②甲状腺片：$40mg/$片，是从动物甲状腺组织中提取，含 T_3、T_4，若长期服用，可使血清 T_3 升高，该制剂临床上已基本不用。

【预防】

（1）食盐加碘是全世界防治碘缺乏病的简单易行、行之有效的措施，目前我国已经全面推行食盐加碘。

（2）育龄期妇女、孕妇补碘可防止胚胎期碘缺乏病（克汀病、亚临床克汀病、新生儿甲状腺功能低下、新生儿甲状腺肿以及胎儿早产、流产、死产和先天畸形）的发生。

参考文献

[1] 沈晓明,金星明. 发育和行为儿科学[M]. 南京:江苏科技出版社,2003.

[2] 朱宗涵,申昆玲,任晓旭. 儿科疾病临床诊疗规范教程[M]. 北京:北京大学医学出版社,2008:151-156.

[3] 邹小兵. 孤独症谱系障碍的研究进展[J]. 临床儿科杂志,2010,28(8): 715-717,724.

[4] 沈晓明. 儿童睡眠与睡眠障碍[M]. 北京:人民卫生出版社,2002.

[5] 陈文娟,江帆,李生慧等. 儿童睡眠不足与肥胖发生的相关性研究概述. 中国儿童保健杂志,2010,18(3):228-230.

[6] 黎海芪,毛萌. 儿童保健学[M]. 第2版. 北京:人民卫生出版社,2009.

[7] 黎海芪. 实用儿童保健学[M]. 北京:人民卫生出版社,2016.

[8] 首都儿科研究所,九市儿童体格发育调查协作组. 2015年中国九市七岁以下儿童体格发育调查[J]. 中华儿科杂志,2018,56(3):192-199.

[9] 吴坤. 营养与食品卫生学[M]. 6版. 北京:人民卫生出版社,2007.

[10] 苏宜香. 儿童营养与相关疾病[M]. 北京:人民卫生出版社,2016.

[11] 中国营养学会. 中国居民膳食营养素参考摄入量(2013版)[M]. 北京:中国标准出版社,2014.

[12] 杨月欣. 中国食物成分表[M]. 2版. 北京:北京大学医学出版社,2009.

[13] 荫士安,汪之顼,王茵. 现代营养学(译著)[M]. 9版. 北京:人民卫生出版社,2008.

[14] 赵燕,张福杰. 儿童艾滋病诊断与治疗现状及挑战[J]. 中华检验医学杂志,2011,34(5):469-472.

[15] 沈晓明,王卫平. 儿科学[M]. 8版. 北京:人民卫生出版社,2013.